Anamika Singh
Amit Kant Singh

LIVRO DE CONCEITOS BÁSICOS DE FISIOLOGIA CARDIOVASCULAR

Anamika Singh
Amit Kant Singh

LIVRO DE CONCEITOS BÁSICOS DE FISIOLOGIA CARDIOVASCULAR

ScienciaScripts

Imprint

Any brand names and product names mentioned in this book are subject to trademark, brand or patent protection and are trademarks or registered trademarks of their respective holders. The use of brand names, product names, common names, trade names, product descriptions etc. even without a particular marking in this work is in no way to be construed to mean that such names may be regarded as unrestricted in respect of trademark and brand protection legislation and could thus be used by anyone.

Cover image: www.ingimage.com

This book is a translation from the original published under ISBN 978-620-7-46338-1.

Publisher:
Sciencia Scripts
is a trademark of
Dodo Books Indian Ocean Ltd. and OmniScriptum S.R.L publishing group

120 High Road, East Finchley, London, N2 9ED, United Kingdom
Str. Armeneasca 28/1, office 1, Chisinau MD-2012, Republic of Moldova, Europe
Managing Directors: Ieva Konstantinova, Victoria Ursu
info@omniscriptum.com

Printed at: see last page
ISBN: 978-620-7-67370-4

Sobre os autores

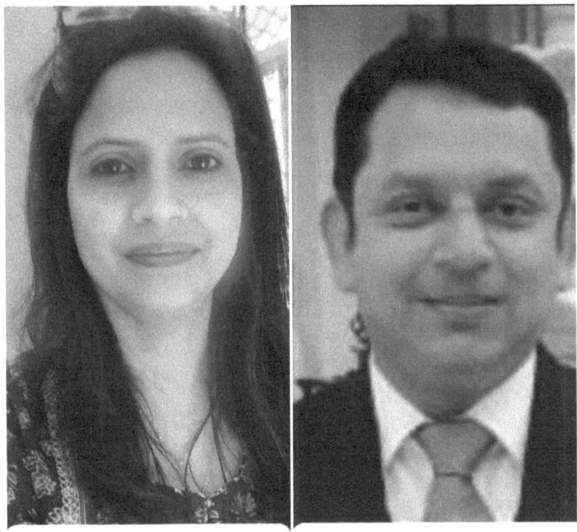

Dr. Anamika Singh   Dr. Amit Kant Singh

A Dra. Anamika Singh *(MD-Fisiologia, MNAMS, RPSGT)* é Professora de Fisiologia na Universidade de Ciências Médicas de U.P., Saifai, Etawah, Índia. Interessa-se por Fisiologia Cardiovascular, Respiratória, Neural e do Sono.

O Dr. Amit Kant Singh *(MD- Physiology, PhD- Physiology, MNAMS)* é Professor de Fisiologia na U.P. University of Medical Sciences, Saifai, Etawah, Índia. Interessa-se pelos princípios básicos da fisiologia.

Agradecimentos

Os autores agradecem a compreensão e o apoio das suas famílias pelo amor, orações, cuidados e sacrifícios durante o longo período de tempo necessário para a preparação deste trabalho.

Anamika Singh
Amit Kant Singh

ÍNDICE DE CONTEÚDOS

CAPÍTULO N. 1
DESENVOLVIMENTO DA CIRCULAÇÃO

A) **Introdução (Breve história)** - **Na** antiguidade, as pessoas sabiam da importância dos batimentos cardíacos, da pulsação e do sangue para a vida, pois descobriram na guerra que, devido a uma hemorragia grave, os batimentos cardíacos e a pulsação paravam no fim da vida.

1) Sushruta (século VI a.C.) Professor de medicina em Kashi vishwavidyalaya- mostrou a importância da pulsação no pulso como indicação da ação do coração.

2) Erasístrato (3rd século a.C.)- Em Alexandria, teve a ideia errada de que as artérias continham ar, pois encontrou-as vazias após a morte (arteria = tubo de vento).

3) Galeno (1-2 a.C.) Médico grego que defendia que as artérias contêm sangue. Teoria de Galeno - Os alimentos no estômago, absorvidos pelos ductos, chegam ao fígado e convertem-se em sangue contendo espírito nutritivo. Este é libertado no coração direito e passa depois para o coração esquerdo através dos poros da expetoração. Nas aurículas esquerdas, o sangue mistura-se com o ar proveniente dos pulmões e forma o espírito vital, que entra no cérebro e se transforma em espírito animal, indispensável a todos os movimentos do corpo. É distribuído a todas as partes do corpo pelas artérias. A teoria galénica prevaleceu durante mil anos até ser anulada por William Harvey em 1628.

4) William Harvey-1630 Médico inglês de Carlos demonstrou que o sangue se movia numa só direção devido às válvulas do coração e das veias. Mas não conseguiu demonstrar os capilares, uma vez que, na altura, não existia microscópio.

5) Malpighi 1660 - O microscópio foi inventado por Antony Van Leeuwenhock (um comerciante holandês em 1660). Com a ajuda do microscópio, Malpighi estudou a circulação capilar nos capilares pulmonares da rã.

6) Stephen Hales em 1733 - mediu a tensão arterial.

B) **Plano do sistema cardiovascular** - O fornecimento de oxigénio e de substâncias nutritivas é feito pelas artérias. Remoção do dióxido de carbono e dos produtos residuais pelas veias e pelos linfáticos. Existe um canal fechado entre as artérias, os capilares, as veias e o coração. Os linfáticos destinam-se à drenagem de resíduos. O seu conteúdo é transportado para as veias e depois para o coração. O coração é uma bomba central que cria um gradiente de pressão no canal vascular fechado para provocar um fluxo sanguíneo unidirecional.

Funções-

1) Grandes artérias - servem de condutas elásticas.

2) Pequenas artérias e arteríolas - regulam o fluxo sanguíneo para os capilares, regulando o seu diâmetro, pelo que também são designadas por vasos resistentes.

3) Capilares - Possuem uma única camada de endotélio que permite o livre intercâmbio de gases e nutrientes por difusão entre o sangue e os fluidos dos tecidos.

4) Veias - Conduzem o sangue a baixa pressão (5 mmHg). Podem conter qualquer excesso de sangue que não seja absorvido pelo coração. São chamados vasos de capacidade.

****

PROPRIEDADES DO MÚSCULO CARDÍACO

1) Excitabilidade
2) Ritmicidade
3) Condutividade
4) Contractilidade
5) Tonicidade.

1) Excitabilidade - É a capacidade do tecido de responder a um estímulo limiar. É a manifestação de

- Alterações eléctricas,
- Alterações químicas,
- Alterações mecânicas e
- Alterações térmicas.

Alterações eléctricas durante a excitação:
 Potencial de membrana em repouso ou potencial bioelétrico - 85 a -90 mv, ou seja, o potencial no interior da célula é 90 mv mais negativo do que o potencial no fluido intersticial no exterior das fibras. A negatividade do lado interno da membrana deve-se à maior condutância (capacidade de penetração) da membrana em repouso para o K^+ do que para o Na^+. O K^+ difunde-se para fora da célula através do seu gradiente de concentração através dos canais de K^+ e o Na^+ difunde-se para dentro da célula. Como a permeabilidade da membrana ao K^+ é muito maior (100 vezes) do que ao Na^+ em repouso, o efluxo positivo de K^+ é muito maior do que o influxo positivo de Na^+. Isso faz com que o interior da célula fique negativo (-86 mV) em relação ao exterior.

Íon	Extracelular	Intracelular
Na^+	142 meq/L	14meq/L
K^+	4meq/L	140meq/L

Só o potencial de difusão causado pela difusão de K^+ e Na^+ (por canais de fuga) dá um potencial de membrana de aproximadamente -86mv. Quase tudo isto é determinado pela difusão de K^+. Em seguida, uma contribuição adicional de -4

mv para o potencial de membrana é dada pela bomba electrogénica Na -K^{++}.
Esta bomba bombeia três iões 3Na $^+$
por cada 2K$^+$ iões bombeados.

Assim, por cada ciclo da bomba, o interior da fibra nervosa perde uma carga positiva. Como a membrana não é permeável à maioria dos iões de carga negativa no interior das células, a continuação deste processo conduzirá a um excesso de cargas positivas no exterior e a um excesso de cargas negativas no interior

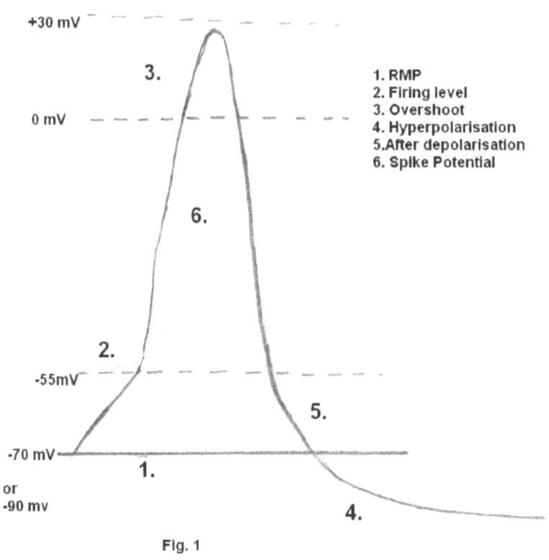

Fig. 1

Despolarização: Ativação do canal de sódio - Quando a célula é excitada, a membrana torna-se subitamente muito permeável ao Na$^+$, permitindo que um enorme número de iões Na$^+$ flua para o interior. O estado polarizado normal de -90 mv é perdido. Quando o potencial da membrana se torna menos negativo, subindo de -90 mv para zero, atinge finalmente uma voltagem entre -70 e -50 mv, nível de disparo que provoca uma ativação (abertura) súbita do canal de sódio ativado por voltagem. Durante este estado, os iões Na$^+$ podem entrar através deste canal, aumentando a permeabilidade da membrana ao Na$^+$ em 500 a 5000 vezes. O potencial de membrana aumenta rapidamente na direção positiva e pode ultrapassar o nível zero, tornando-se ligeiramente positivo.

Repolarização-

(A) **Inativação do canal de sódio -** O mesmo aumento de tensão que abre a porta de ativação também fecha a porta de inativação. No entanto, a porta de inativação fecha-se alguns 10.000[th] de segundo após a abertura da porta de ativação. Ou seja, o fecho da porta de inativação é um processo mais lento. Quando a porta de inativação é fechada, os iões de sódio deixam de poder passar para o interior da membrana. Neste momento, o potencial de membrana começa a recuperar para o estado de repouso da membrana, que é o processo de repolarização.

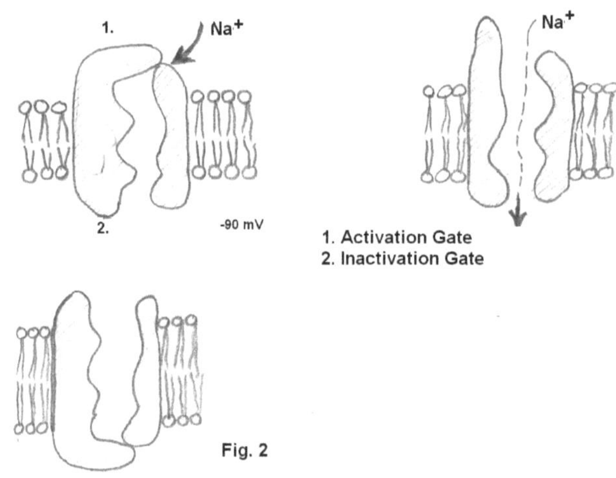

(B) Canal de K+ controlado por tensão e sua ativação: Durante o estado de repouso, a porta do canal de K^+ está fechada. Quando o potencial aumenta de -90 mv para zero, esta alteração da tensão provoca a abertura lenta do canal de K^+. Devido à lentidão da abertura dos canais de K^+, estes abrem-se principalmente ao mesmo tempo que os canais de Na^+ começam a fechar devido à inativação. Assim, a diminuição da entrada de Na^+ na célula e o aumento simultâneo da saída de K^+ da célula combinam-se para acelerar o processo de repolarização, levando à recuperação total da RMP.

(C) Platô - No coração, a membrana excitável não repolariza imediatamente após a despolarização; em vez disso, o potencial permanece em um platô próximo ao pico do pico por muitos milissegundos antes do início da repolarização.

A causa do platô do potencial de ação:
1) No músculo cardíaco, dois tipos distintos de canais entram no processo de despolarização
a) O canal de sódio habitual ativado por voltagem, denominado **CANAL RÁPIDO.**

b) Os canais de cálcio activados por voltagem, que são lentos e, por isso, denominados **SLOW CHANNELS.** Estes canais permitem a difusão principalmente do ião Ca^{++}, mas também de algum Na^+. A ativação dos canais rápidos provoca o pico do potencial de ação, ao passo que a ativação lenta, mas prolongada, dos canais lentos é a principal responsável pela parte de planalto deste tipo de potencial de ação.

2) Imediatamente após o início do potencial de ação, a permeabilidade da membrana do músculo cardíaco ao K^+ diminui cerca de 5 vezes - um efeito que não ocorre no músculo esquelético. Esta diminuição da permeabilidade ao potássio é causada pelo excesso de influxo de Ca^{++} através dos canais de Ca^{++} e impede a recuperação precoce. Quando os canais lentos de Ca^{++} fecham no final de 0,2 a 0,3 segundos, a permeabilidade da membrana ao K^+ aumenta muito rapidamente e faz regressar o potencial da membrana ao seu nível de repouso.

2) Ritmicidade -
➢ A descarga repetitiva dos impulsos, que ocorre num tecido excitável, é designada por ritmicidade.
➢ Esta descarga repetitiva pode ocorrer em todos os tecidos excitáveis se o limiar de estimulação for suficientemente reduzido.
➢ Ocorre normalmente no coração, no músculo liso do TGI (Peristaltismo) e nos centros respiratórios da medula.

O potencial de repouso da fibra nodal SA tem uma negatividade máxima de apenas -55 a -60 mv. A este nível, os canais rápidos de Na^+ tornaram-se inactivados, ou seja, bloqueados. Por conseguinte, apenas os canais lentos de Ca -Na^{+++} são activados e podem causar o potencial de ação.

*As **fibras nodais SA são bastante permeáveis aos iões Na$^+$** . Esta fuga faz com que o potencial de repouso das fibras nodais SA seja menos negativo (-55mv) do que o potencial de repouso do músculo ventricular -90 mv.

*Esta fuga para os iões Na$^+$ também faz com que a RMP aumente gradualmente entre cada batimento cardíaco até atingir finalmente a tensão limite de cerca de -40 mv.

*Neste ponto, esta tensão crescente abre subitamente os canais lentos Ca^{++} - Na$^+$ e conduz ao potencial de ação.

*No final do potencial de ação, um número muito maior de canais K$^+$ é aberto, o que permite que uma maior quantidade de K$^+$ se difunda para fora da fibra.

 Isto provoca um excesso de negatividade no interior da fibra, o que se designa por **hiperpolarização**. Esta leva o potencial de membrana até cerca de -55 mv a 60 mv no final do potencial de ação.

 **Durante os milésimos de segundo seguintes ao término do potencial de ação, os canais K$^+$ são progressivamente fechados.

*Agora, a fuga de iões Na$^+$ positivos para o interior equilibra mais uma vez o fluxo de iões K$^+$ para o exterior, o que faz com que o potencial de repouso se desloque para cima, atingindo finalmente o nível limiar de descarga a um potencial de cerca de -40 mv.

*Todo o processo começa de novo e este processo continua indefinidamente ao longo da vida de uma pessoa.

NÓDULO SA - É uma pequena faixa achatada de músculo especializado (3 mm de largura, 15 mm de comprimento e 1 mm de espessura). Localiza-se na parede superior e lateral da aurícula direita, imediatamente anterior e lateral à abertura da veia cava superior. As fibras nodais SA são contínuas com a fibra atrial.

*As fibras nodais SA descarregam a uma taxa rítmica intrínseca de 70-80 vezes por minuto. Uma vez que a sua taxa de descarga rítmica é maior do que a de qualquer outra parte do coração, diz-se que é o **marcador de ritmo normal do coração**.

Todas as partes do coração são rítmicas, mas existe uma ordem descendente de Ritmicidade.
Nó SA - 60-80/min
Nó AV - 40-60/ min
fibras de purkinje - 20-40/min.

O ritmo normal do coração é de cerca de 60-80/min. Este impulso é gerado no nódulo SA, o que se designa por ritmicidade sinusal. Cada vez que o nódulo SA descarrega, o seu impulso é conduzido para o nódulo AV e para as fibras de Purkinje, descarregando a sua membrana excitável.

*Em seguida, estes tecidos, bem como o nódulo SA, recuperam do potencial de ação e tornam-se hiperpolarizados. Mas o nó SA perde essa hiperpolarização muito mais rapidamente e emite um novo impulso antes que qualquer um deles possa atingir seu próprio limiar de autoexcitação.

Marcapasso anormal - Ocasionalmente, algumas outras partes do coração desenvolvem uma taxa de descarga rítmica mais rápida do que o nó SA. Isto ocorre frequentemente no nódulo AV ou nas fibras de Purkinje. Em ambos os casos, o pacemaker do coração desloca-se do nódulo SA para o nódulo AV ou para as fibras de Purkinje excitáveis. Em condições raras, um ponto do músculo auricular ou ventricular desenvolve uma excitabilidade excessiva e torna-se o pacemaker. **O pacemaker noutro local que não o nódulo SA é designado por pacemaker ectópico.**

Outra causa de deslocação do pacemaker é o **bloqueio da transmissão do impulso do nódulo SA para as outras partes do coração**. Quando ocorre um bloqueio AV, ou seja, quando o impulso não passa das aurículas para os ventrículos, as aurículas continuam a bater ao ritmo normal do nódulo SA, enquanto um novo pacemaker se desenvolve no sistema de Purkinje do ventrículo a uma nova frequência de 15 a 40/min. No entanto, o sistema de Purkinje não inicia o seu impulso rítmico até 5-20 segundos mais tarde. Durante todo este período de tempo, o ventrículo não consegue bombear sangue e a pessoa desmaia após 4-5 segundos devido à falta de fluxo sanguíneo para o cérebro. Este atraso no início do batimento cardíaco é designado por **SÍNDROME DE STOKES-ADAM.**

Se o período for demasiado longo, pode conduzir à morte. A causa deste atraso prolongado antes de se estabelecer o novo ritmo é o fenómeno designado por **supressão de sobredrive.** Isto é, quando o nódulo SA acciona o sistema de Purkinje a uma frequência rítmica superior à sua frequência natural, diz-se que o sistema de Purkinje está a ser sobreaccionado e isto suprime temporariamente a excitabilidade das fibras de Purkinje, pelo que é necessário um período de tempo adicional antes de estas se tornarem auto-excitatórias.

BLOQUEIO CARDÍACO :--
Bloqueio incompleto de primeiro grau: Intervalo P-R ou Q-T prolongado.
Bloqueio incompleto de segundo grau: Ritmo de batimento descendente 2:1, 3:2, ou 3:1, por vezes o potencial de ação que viaja através do nódulo AV é suficientemente forte para passar através do nódulo AV e outras vezes não é suficientemente forte.
Bloqueio AV completo de terceiro grau: A síndrome de Stokes Adam, tal como descrita anteriormente, é um desmaio periódico de uma pessoa devido a uma falha no fornecimento de sangue ao cérebro.

3) CONDUTIVIDADE - Condução unidirecional

1) As fibras nodais SA fundem-se com os **músculos circundantes** e o potencial de ação do nódulo SA viaja para estas fibras com a velocidade de 0,4 m/seg. Através da banda interatrial anterior, o impulso passa da aurícula direita para a aurícula esquerda com uma velocidade de 1 m/s.

2) Nas vias anterior, média e posterior - internodal, o impulso passa do nó SA para o nó AV com uma velocidade de 1 m/seg.

3) No **nódulo AV**, localizado na parede posterior do átrio direito, posterior à válvula tricúspide. A velocidade do impulso é de 0,1 m/seg (atraso superior a

0,1 seg). O atraso deve-se a (a) fibras de pequeno tamanho do nódulo AV (b) menor número de junções gap e, portanto, (c) período refratário mais longo.

4) **Sistema de Purkinje** - Origina-se no nódulo AV e forma o **feixe de His**, que depois se enfia no septo ventricular através do tecido entre as válvulas. O feixe AV divide-se em ramos esquerdo e direito, que se propagam para o ápice dos respectivos ventrículos e, finalmente, para trás, em direção à base do coração. As fibras de Purkinje penetram na massa muscular. Isto permite a transmissão imediata do impulso cardíaco ao longo de todo o sistema. Estas fibras são maiores do que as fibras musculares ventriculares normais e transmitem impulsos a uma velocidade de 4 m/s.

(5) Músculos ventriculares - A velocidade de condução é de apenas 0,4 m/seg. nas fibras musculares ventriculares.

(4) Contractilidade -

As fibras musculares cardíacas são constituídas por muitas células musculares cardíacas com actina e miosina quase idênticas às do músculo esquelético, ligadas em série umas às outras através de discos intercalares, ou seja, da membrana celular.

O nódulo SA, o nódulo AV e as fibras de Purkinje também são fibras musculares, mas contêm muito pouca actina e miosina e não se contraem praticamente.

As membranas celulares fundem-se umas com as outras e formam o **SINCÍTIO**, com junções muito permeáveis (gap junctions) que permitem a livre difusão de iões. O potencial de ação viaja de uma célula muscular cardíaca para outra.

- O coração é composto por 2 sincícios separados
- (a)   Paredes de 2 átrios
- (b)   Paredes de 2 ventrículos
  Estes são separados por tecido fibroso - anel AV que envolve a valva abertura entre os átrios e os ventrículos.

O potencial de ação pode ser conduzido do sincício auricular para o sincício ventricular através do feixe AV (fibras musculares para condução), sistema condutor.

(A) **PRINCÍPIO DO TUDO OU NADA** - a estimulação de qualquer fibra muscular cardíaca isolada faz com que o potencial de ação percorra toda a massa muscular, devido à sua natureza sincipital e de interconexão.

Quando a fibra muscular cardíaca é estimulada por um **estímulo limiar**, o efeito será a **contração máxima**. Se o estímulo for inadequado, não há resposta.
(B) **FENÓMENO DO CASO DA ESCADA** - Se um ventrículo quiescente for estimulado repetidamente com um intervalo inferior a 10 segundos, as primeiras 3 a 4 contracções são progressivamente mais fortes.

Cada estímulo altera as condições para o estímulo seguinte
i)   Produção de calor - aumenta a excitabilidade.
ii)   A grande quantidade de iões de cálcio libertada durante cada contração não é completamente bombeada de volta no espaço de 10 segundos, pelo que os 2nd estímulos funcionam sob uma concentração mais elevada de iões de cálcio. Isto aumenta a excitabilidade e melhora a contração (efeito benéfico da contração anterior)

(C) **PERÍODO REFRATÁRIO LONGO** - pouco depois do início do potencial de ação, os canais de sódio e de cálcio ficam inactivados.

Período refratário absoluto - o músculo cardíaco é refratário à estimulação durante o potencial de ação. Nos átrios, 0,15 seg. e nos ventrículos, 0,3 seg. Esta é a duração do plateau. O estímulo, por mais forte que seja, não produz qualquer resposta, uma vez que o músculo permanece num estado despolarizado (devido a este facto, o músculo cardíaco não pode ser tetanizado).

Período refratário relativo - Existe um período refratário relativo adicional de cerca de 0,05 segundos nos ventrículos e 0,03 segundos nos músculos auriculares, durante o qual o músculo pode ser excitado com um estímulo mais forte. Isto deve-se ao facto de, durante este período, alguns dos canais de sódio estarem ainda inactivados, mas os canais de potássio estarem totalmente abertos.

(D) **EXTRASÍSTOLA** - um estímulo forte que cai durante o período refratário relativo produz uma extrassístole seguida de uma pausa compensatória. A contração induzida artificialmente é denominada **extrassístole**.

O longo intervalo que se segue à extrassístole é chamado de **pausa compensatória**. Esta pausa deve-se ao facto de o impulso normal, quando chega das aurículas no momento habitual, encontrar os ventrículos já em estado despolarizado da extrassístole e, consequentemente, refractários. O impulso é, portanto, ineficaz

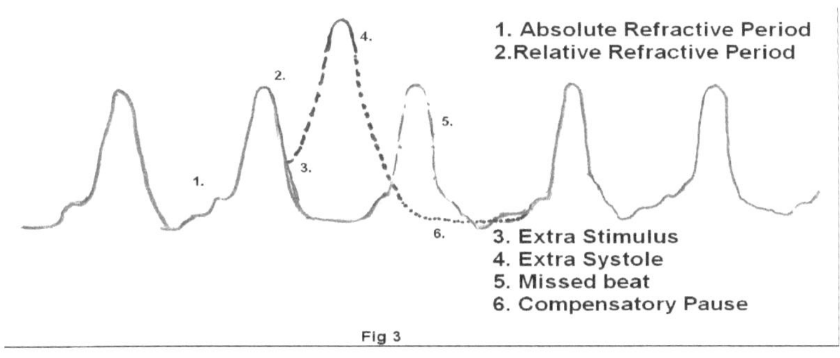

(B)   **LEI DO CORAÇÃO DE FRANK STARLING** - (em homenagem a Frank e Starling - os fisiologistas) - **A energia para a contração é proporcional ao comprimento inicial do músculo dentro dos limites fisiológicos**. Portanto, quanto maior for o enchimento do coração durante a diástole, maior será o comprimento inicial do ventrículo e maior será a força de contração do ventrículo e a quantidade de sangue bombeado para a aorta. O músculo estirado contrai-se com uma força muito aumentada. Isto acontece em todos os músculos (também no músculo esquelético). No músculo esticado, os filamentos de actina e miosina são levados a um grau ótimo de interdigitação para gerar mais força.

(5) TONICIDADE - É a contração mínima sustentada do músculo para manter o volume do órgão oco. O músculo cardíaco não tem um tónus verdadeiro como o da contração sustentada dos músculos esqueléticos. O músculo cardíaco, independentemente das fibras nervosas, tem tonicidade para regular o seu volume durante o enchimento do ventrículo durante a diástole.

****

O ciclo cardíaco é a sequência de eventos que percorrem ciclicamente o coração em cada batimento.

EVENTOS DO CICLO CARDÍACO

(1)   Sístole e diástole atriais e ventriculares
(2)   Alterações de pressão e volume
(3)   Abertura e fecho de válvulas
(4)   Produção de sons cardíacos
(5)   Eventos eléctricos

•   Os eventos cardíacos que ocorrem desde o início de um batimento cardíaco até ao início do seguinte são designados por ciclo cardíaco. Cada ciclo é iniciado pela geração espontânea de um potencial de ação no nódulo SA.

O coração é, na verdade, composto por 2 bombas separadas -
(A)   O coração direito bombeia o sangue para os pulmões
(B)   O coração esquerdo bombeia o sangue para os órgãos periféricos.

A **duração de cada ciclo** varia consoante a frequência cardíaca. Se forem 75 batimentos por minuto, a duração de um ciclo será de 60/75 = 0,8 segundos.

O músculo cardíaco começa a contrair-se alguns milissegundos após o início do potencial de ação e continua a contrair-se até alguns milissegundos após o fim do potencial de ação. Por conseguinte, a duração da contração do músculo cardíaco é principalmente uma função da duração do potencial de ação, cerca de 0,2 segundos nos músculos auriculares e 0,3 segundos nos músculos ventriculares.

Capacidades do coração □

A capacidade atrial é maior do que a do ventrículo.
A quantidade total de sangue no coração humano morto é de 550 ml.

• Esta é distribuída da seguinte forma -

(1) Átrio direito 160 ml

(2) Átrio esquerdo 140 ml

(3) Ventrículo direito 130 ml

(4) Ventrículo esquerdo 120 ml

____

550 ml

A quantidade total de sangue no coração humano vivo é de 540 ml.

Os 540 ml são o volume diastólico final, ou seja, quando os átrios e o ventrículo estão

relaxado.

O volume sistólico de ambos os ventrículos é de 140 ml.

Por conseguinte, o volume sistólico final será de (540 - 140) = 400 ml.

FASES DO CICLO CARDÍACO

(A)   Eventos auriculares

(i)   Sístole atrial 0,2 segundo

(ii)   Diástole atrial 0,6 segundos

(B)   Eventos ventriculares

(i)   Sístole ventricular 0,3 segundo

(ii)   Diástole ventricular 0,5 segundo

(A)   EVENTOS VENTRICULARES

(i)   Sístole ventricular 0,3 segundo

(ii)   Diástole ventricular 0,5 segundo

1) **Sístole ventricular** - 0,3 seg. Compreende (a) contração isovolumétrica 0,05 segundos e (b) fase de ejeção 0,25 segundos

Contração isovolumétrica (0,05 segundos) - Esta fase não é uma fase de contração estritamente isométrica porque existe um encurtamento do ápice para a base e um alongamento circunferencial. O sangue contido nas cavidades ventriculares cheias impede o encurtamento das fibras musculares ventriculares. Isto leva a um aumento acentuado da tensão nos ventrículos, aumentando a pressão hidrostática nas cavidades ventriculares. A pressão rapidamente ultrapassa a pressão na aorta (80 mm Hg.) e na artéria pulmonar (10 mm Hg.). Assim, as válvulas semilunares abrem-se e a fase de contração isovolumétrica termina após 0,05 segundos num coração com batimento normal.

Fase de ejeção (0,25 segundos) - Com a abertura da válvula semilunar, o sangue corre para a aorta quase vazia e para o tronco pulmonar devido ao desenvolvimento de um gradiente de pressão. Durante o período de ejeção, são ejectados cerca de 70 ml de sangue por cada batida de cada ventrículo. Isto deixa cerca de 50 ml de sangue em cada ventrículo no final da sístole.

O volume diastólico final do ventrículo é de 120 ml e o **volume sistólico final** é de 50 ml, sendo o **volume sistólico** de 70 ml.

A duração total da fase de ejeção é de 0,25 segundos. A fase de ejeção subdivide-se em

Fase de ejeção mínima - É demasiado curta, ou seja, 0,02 segundos. Para efeitos práticos, a importância desta fase é negligenciável.

Fase de ejeção máxima - Este é o período de pico da ejeção, quando a quantidade máxima de sangue é ejectada (cerca de 80%), uma vez que o gradiente de pressão é máximo. A duração desta fase é de 0,1 seg.

Fase de ejeção reduzida - A pressão na aorta e no tronco pulmonar aumenta, reduzindo o gradiente de pressão, pelo que flui menos sangue. Os restantes 20% do sangue saem em cerca de 0,15 segundos. Agora começa a diástole. O pico de pressão do ventrículo esquerdo é de cerca de 120 mm Hg e o pico de pressão do ventrículo direito é de 25 mm Hg.

2)	**Diástole ventricular** - 0,5 seg.
Este divide-se em
a)	Fase protodiastólica - 0,03 seg.
b)	Relaxamento isovolumétrico - 0,05 seg.
c)	Período do primeiro enchimento rápido - 0,12 seg.
d)	Diástase - 0,1 seg.
e)	Período do último enchimento rápido - 0,2 seg.

a)	**Fase Protodiastólica** (0,03 seg.) - Há inversão do gradiente de pressão. O sangue tende a refluir, mas é impedido pelo fechamento das válvulas semilunares, produzindo a segunda bulha.

b)   **Períodos de relaxamento isovolumétrico** (0,05 seg.) - A pressão nos ventrículos cai abruptamente abaixo da pressão nos átrios (8 mm Hg). Isto resulta na abertura das válvulas AV. A pressão do ventrículo esquerdo passa a ser de 0 a 5 mmHg e a pressão do ventrículo direito de 0 a 3 mmHg.

c)   **Período do primeiro enchimento rápido** (0,12 seg.) - Começa com o fluxo de sangue das aurículas para os ventrículos. Cerca de 70% do sangue chega aos ventrículos. O fluxo de sangue das aurículas para o ventrículo deve-se simplesmente ao gradiente de pressão **sem contração atrial**.

d)   **Diástase** (0,1 seg.) - A pressão nas aurículas diminui devido ao fluxo de sangue para os ventrículos. O gradiente de pressão diminui, pelo que apenas uma quantidade muito reduzida (10%) de sangue chega aos ventrículos.

e)   **Período do último enchimento rápido** (0,2 seg.) - As aurículas contraem-se. O sangue é novamente empurrado para os ventrículos devido ao aumento do gradiente de pressão. 20% do sangue restante passa agora para os ventrículos.

Embora os acontecimentos nos dois lados do coração sejam semelhantes. São de certa forma assíncronos. A sístole da aurícula direita precede a sístole da aurícula esquerda e a contração do ventrículo direito começa depois da do esquerdo. No entanto, como a pressão arterial pulmonar é inferior à pressão aórtica, a ejeção do ventrículo direito começa antes da ejeção do ventrículo esquerdo. O débito dos dois ventrículos é, naturalmente, igual, mas ocorre uma diferença transitória no débito durante o ciclo respiratório num indivíduo normal.

B) Eventos auriculares
i) Sístole auricular 0,2 segundos com uma frequência cardíaca normal de 75/min.
ii) Diástole auricular 0,6 segundos

i)   **Sístole atrial** - É a contração das aurículas. A onda de contração começa primeiro na aurícula direita, seguida da aurícula esquerda. A diferença é insignificante.

ii)   **Diástole atrial** - 0,6 seg.

A **sístole atrial** é composta por duas fases -

a)   Durante os primeiros 0,1 segundos, há um fluxo máximo de sangue (70%) das aurículas para o ventrículo devido ao gradiente de pressão máximo. Esta é a chamada **fase dinâmica**.

b)   A segunda metade, 0,1 segundos, é a **fase adinâmica**, porque durante esta fase apenas 30% do sangue flui para o ventrículo devido à redução do gradiente de pressão.

(i) A primeira metade da **diástole atrial** coincide com a sístole ventricular, 0,3 s. Durante este tempo, as válvulas AV estão fechadas. O sangue acumula-se nas aurículas a partir das veias

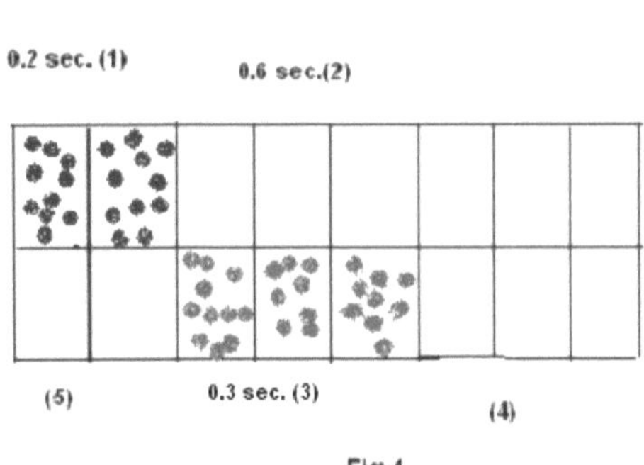

Fig 4

(ii) Durante a segunda metade (0,3 segundos), a diástole atrial coincide com a diástole ventricular. As válvulas AV abrem-se e 70% do sangue passa da aurícula quase cheia para os ventrículos. A isto chama-se o **primeiro enchimento rápido do ventrículo**.

(iii) Assim, os átrios funcionam simplesmente como bombas primárias, mas o coração pode continuar a funcionar satisfatoriamente em condições normais de repouso, mesmo sem contração atrial, a menos que a pessoa faça exercício.

ALTERAÇÕES DE PRESSÃO NOS ÁTRIOS

Na curva de pressão auricular, podem observar-se três grandes elevações de pressão denominadas ondas a, c e v.

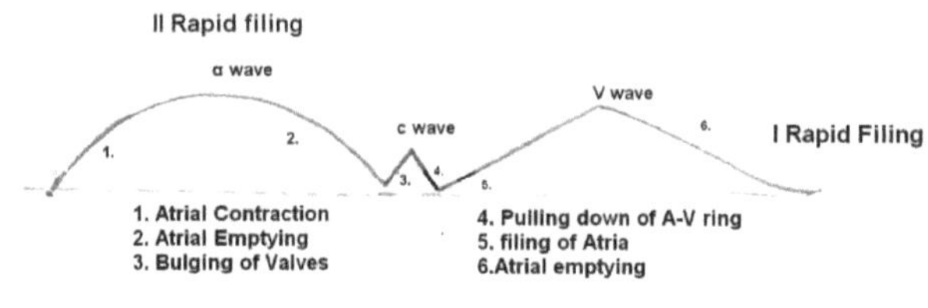

Fig 5

- **Onda a** - É causada pela contração da aurícula. A pressão na aurícula direita aumenta 5 a 6 mmHg e a pressão na aurícula esquerda aumenta 7 a 8 mmHg.

- **Onda c** - Parcialmente por fluxo ligeiramente retrógrado para as aurículas no início da sístole ventricular, mas principalmente por abaulamento das válvulas AV para as aurículas devido ao aumento da pressão nos ventrículos.

- **Onda v** - Resulta da acumulação lenta de sangue nas aurículas enquanto as válvulas AV estão fechadas durante a sístole ventricular. Quando a sístole ventricular termina, as válvulas AV abrem-se, provocando um fluxo rápido de sangue para os ventrículos.

No diagrama -

(1) O traço superior de "a" é devido à contração atrial

(2) O curso descendente de "a" é devido ao esvaziamento atrial

(3) O movimento ascendente de "c" deve-se ao abaulamento das válvulas AV em direção às aurículas

(4) O traço descendente de "c" deve-se ao puxar para baixo do anel AV

(5) A subida da onda "v" deve-se ao enchimento dos átrios com sangue venoso

(6) O curso descendente da onda "v" é devido ao esvaziamento atrial durante 1st enchimento rápido.

PRESSÃO VENOSA JUGULAR (PVJ)

Existe uma manga de músculo auricular que rodeia a abertura da veia magna e fecha o orifício da veia cava superior durante a sístole auricular através de uma ação semelhante a um esfíncter. Pode ocorrer uma ligeira regurgitação de sangue nas grandes veias durante a sístole atrial.

A pressão no interior aumenta devido à estase da corrente sanguínea, produzindo uma onda "a" na veia jugular.

A onda "c" é a manifestação transmitida do aumento da pressão auricular pelo abaulamento das válvulas AV para as aurículas.

A onda "v" também reflecte o aumento da pressão auricular antes da abertura da válvula tricúspide durante a diástole.

Os eventos na veia jugular ocorrem naturalmente um pouco mais tarde do que os eventos da aurícula.

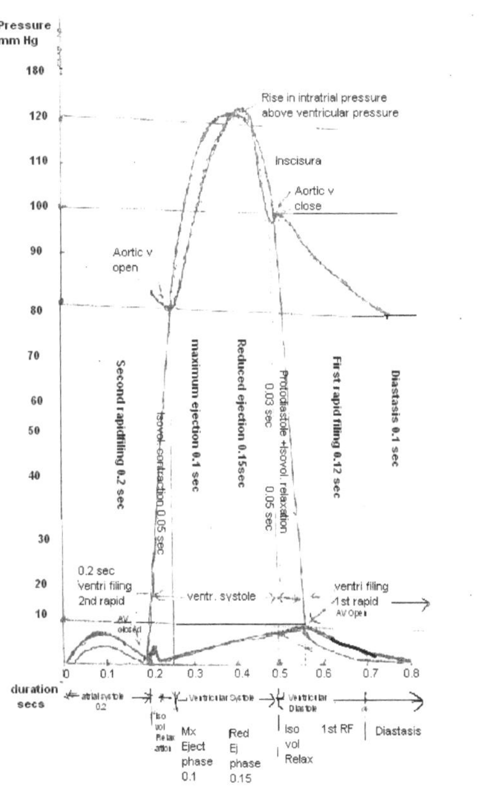

Os eventos do ciclo cardíaco continuam - Abertura **e fecho das válvulas**

➢ As válvulas AV impedem o refluxo de sangue dos ventrículos.

➢ Os músculos papilares estão ligados à margem da válvula por tendões cardíacos.

➢ Quando a parede do ventrículo se contrai, o músculo papilar também se contrai e **não ajuda** as válvulas a fechar.

➢ Puxam a margem das válvulas em direção ao ventrículo para **evitar que estas se projetem** para trás, para as aurículas.

➢ As cúspides da válvula estão ligadas pela sua base ao anel AV.

(I) <u>Fecho das válvulas AV</u>

O jato de sangue que avança empurra as válvulas AV **amplamente abertas** durante a fase inicial

  diástole ventricular.

O sangue que entra pressiona a superfície auricular das válvulas, mantendo as válvulas

  aberto.

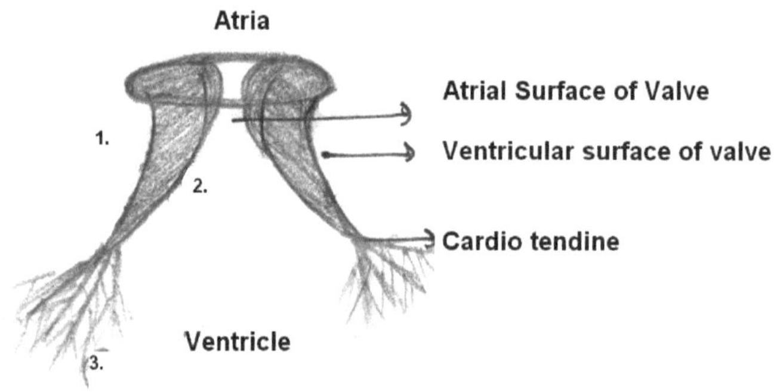

Fig 7

A corrente parasita reflectida pelos ventrículos atinge a superfície ventricular de

  as válvulas e tendem a fechá-las.

Quando, como resultado da queda da pressão intra-arterial no final da sístole atrial,

  o jato de entrada é reduzido em força, mas os **remoinhos que persistem durante breves períodos**

  período sem oposição aproxima as válvulas.

24

Esta é uma importância do relaxamento auricular no fecho das válvulas.
As válvulas AV estão fechadas antes do início da sístole ventricular.

(II) Fecho das válvulas aórtica e pulmonar:

➢ A pressão elevada nas artérias no final da sístole ventricular faz com que a válvula semilunar se feche.

➢ As válvulas formam três pequenas bolsas que se abrem para o lúmen arterial.

➢ **Os vórtices posteriores** que se formam durante a fase de ejeção impedem o contacto das válvulas com a parede arterial.

➢ Quando a ejeção cessa, estes remoinhos contribuem para colocar as válvulas em oposição.

➢ O fecho firme é afetado pela pressão mais elevada que se exerce neste momento sobre as suas superfícies arteriais.

PRODUÇÃO DE SONS CARDÍACOS

Primeiro som do coração:

A contração dos ventrículos provoca um súbito refluxo do sangue contra

As válvulas AV fazem com que estas se projetem em direção aos átrios.

A tensão elástica das válvulas faz com que estas saltem novamente para os respectivos ventrículos.

Isto faz com que o sangue, os ventrículos e as válvulas entrem em vibração, bem como os vasos sanguíneos perto dos ventrículos.

A vibração atravessa então a parede torácica e pode ser ouvida como sons.

Carácter - (i)   Imitado por "Lubb

(ii)   Longa duração 0,15-0,2 seg.

iii)   Passo baixo 40 ciclos/seg.

iv)   Qualidade suave

v)   Melhor ouvido na área mitral, 5th espaço intercostal, ½ polegada medial à linha clavicular média do lado esquerdo e na área tricúspide, na extremidade inferior do esterno, num ponto em que a 4th costela se junta ao bordo esquerdo do esterno.

Componentes -

Componentes do sangue - Turbulência do sangue

Componente valvular - Tensão desenvolvida na válvula

Componente muscular - Tensão desenvolvida nos músculos ventriculares

- Componente vascular - Tensão desenvolvida na aorta e na artéria pulmonar durante a ejeção do sangue

‡ **A válvula mitral fecha mais cedo do que as válvulas tricúspides, uma vez que o ventrículo esquerdo começa a contrair-se mais cedo.**

Significado

Fecho efetivo das válvulas mitral e tricúspide.

Força de contração ventricular

Guia aproximado para o início da sístole ventricular.

‡ **1st O som cardíaco começa 0,02 segundos depois de a pressão ventricular exceder a pressão auricular, ou seja, depois do fecho das válvulas AV.**

‡ **A oposição das margens dos folhetos da válvula é um evento silencioso.**

‡ **O som cardíaco 1st coincide com o batimento do ápice.**

(B)   Segunda bulha cardíaca

Carácter:

i) Imitado por 'Dup'

ii) Passo alto 50 ciclos/segundo

iii) Curta duração 0,1 seg.

iv) Qualidade dura

v) Melhor coração na zona aórtica, ou seja, no segundo espaço intercostal do lado direito do esterno e na zona pulmonar, ou seja, no segundo espaço intercostal do lado esquerdo do esterno.

Componentes:

- Componente do sangue - Turbulência do sangue
- Componente valvular - Tensão desenvolvida no sangue
- Componente vascular - Tensão desenvolvida na aorta e na artéria pulmonar
- Não existe qualquer componente muscular nos 2nd sons cardíacos.

Significado

- Fecho eficaz das válvulas aórtica e pulmonar.
- Detecta a pressão arterial aórtica e pulmonar - 2nd som cardíaco produzido pela válvula aórtica (A2) acentua-se na hipertensão e diminui no choque.
- Guia aproximado para o final da sístole ventricular.

‡ **Separação do segundo som cardíaco:** P2 (2nd som do coração produzido pela válvula pulmonar) segue-se a A2 (2nd som do coração produzido pela

válvula aórtica) **durante a inspiração** (diferença média de 0,02 seg.), melhor
ouvido na área pulmonar e marcado durante a inspiração profunda.

Heart Sound continua

(C)   Terceiro som do coração
Carácter
- Duração curta, 0,05 seg.
- Frequência 30 ciclos/seg.
- Qualidade suave
- Pode ser ouvido na área do ápice.

Componente
- O som cardíaco 3rd ocorre devido à oscilação do sangue para a frente e
para trás
    durante 1st enchimento rápido.
- Vibração da parede ventricular devido à turbulência do sangue
- Este som não pode ser ouvido com um estetoscópio, mas pode ser
registado
    no fonocardiograma.
- É ouvido na área do batimento do ápice no adulto jovem.
- Pode aparecer durante o exercício quando o fluxo sanguíneo venoso é
    aumentado.

Significado: Indica a quantidade de sangue que chega (sangue venoso) ao
    coração.

(D)   Quarto som do coração

Carácter
- Duração curta 0,05 seg.
- Frequência 20 ciclos/seg.
- Qualidade suave

Componente
- Este som ocorre quando os átrios se contraem e provoca 2nd enchimento
rápido.
- Deve-se à turbulência do sangue e às vibrações que se instalam nos
ventrículos.

- Esta vibração de configuração é semelhante ao terceiro som do coração.

Significado

- Força de contração das aurículas. Não é registada na insuficiência auricular.

LESÃO VALVULAR

A) **ESTENOSE:**

(a) Mitral/Tricúspide -A pressão atrial torna-se 30mmHg. A emoção na parede torácica está presente nas respectivas áreas devido ao gradiente de pressão durante o 1st enchimento rápido. Murmúrios diastólicos médios com acentuação pré-sistólica devido ao 2nd enchimento rápido.

(b) Aórtico/Pulmonar -- Sopro sistólico médio durante a fase de ejeção máxima, com emoção presente no tórax nas respectivas áreas devido a um maior gradiente de pressão.

B) **INCOMPETÊNCIA -**

(a) Mitral/Tricúspide -- Sopro sistólico na zona do batimento do ápex devido ao refluxo do sangue.

(b) Aórtico/Pulmonar -- Sopro diastólico pan ou sopro diastólico precoce devido à regurgitação de sangue nos ventrículos.

****

CAPÍTULO N.º 4
INSUFICIÊNCIA CARDÍACA CONGESTIVA

O termo insuficiência cardíaca significa simplesmente a incapacidade do coração de bombear sangue suficiente para satisfazer as necessidades do corpo. Doença cardíaca isquémica (bloqueio parcial de um vaso sanguíneo coronário) que resulta em **enfarte do miocárdio e** conduz a insuficiência cardíaca.

‡ Como resultado, ocorrem dois efeitos essenciais
(a) Redução do débito cardíaco
(b) Bloqueio do sangue nas veias.

Na **insuficiência aguda**, o sistema simpático é estimulado e o sistema parassimpático é inibido reflexamente, resultando num aumento da frequência cardíaca, do débito cardíaco e do retorno venoso como compensação da insuficiência cardíaca aguda.

Em **estado crónico de fracasso**, existe :--

a)   Retenção de líquidos pelos rins → Aumento do volume sanguíneo → A RV aumenta → Isto provoca uma sobrecarga do coração → Ocorre um enfraquecimento do coração → O coração continua a falhar (**insuficiência cardíaca descompensada**)

b)   A estagnação do sangue nas veias com aumento do volume sanguíneo provoca -
    (i) edema em todas as partes do corpo
    (ii) filtração de líquido para os pulmões e edema pulmonar que conduz a hipoxia.
Esta condição também é designada por **insuficiência cardíaca descompensada.**

Tratamento da descompensação -
1)   Reforço do coração através da administração de um medicamento cardiotónico - digitalis.
2)   Administração de medicamentos diuréticos para aumentar a excreção renal.

3)   Redução da ingestão de água e sal.

•   Insuficiência cardíaca esquerda unilateral - O edema pulmonar é a principal caraterística.

•   Insuficiência cardíaca direita unilateral - Edema sistémico, fígado aumentado e tenro, JVP elevado são as características especiais.

CAUSAS DE EDEMA EM CCF

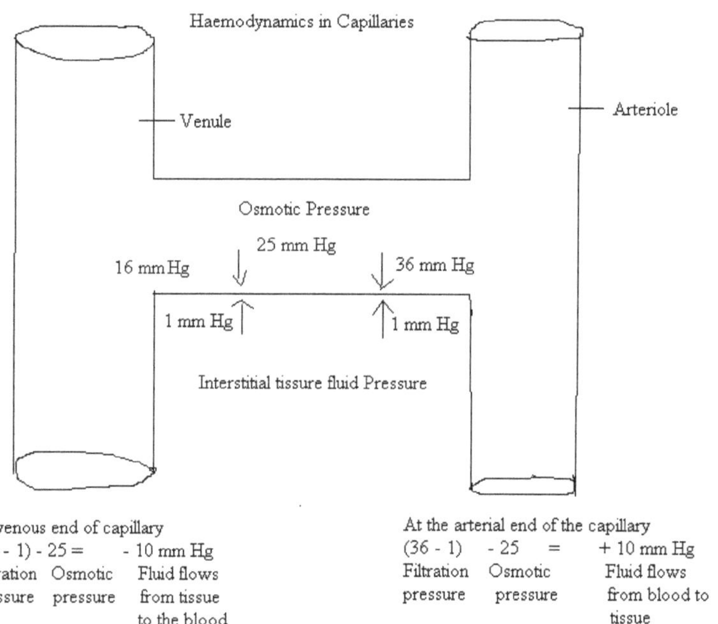

O aumento da estagnação do sangue no sistema venoso aumenta a pressão de filtração na extremidade venosa e dos capilares e não permite que o líquido regresse do tecido para o sangue. Isto provoca edema, ou seja, acumulação de líquido nos espaços intercelulares.

****

CAPÍTULO NO. 5
ELECTROCARDIOGRAMA

Alterações eléctricas num ciclo cardíaco.

● ELECTROCARDIÓGRAFO

a)   Máquina simples que regista as forças eléctricas em termos de milivolts.

b)   Os componentes básicos do aparelho de ECG são um galvanómetro ligado a um doente por fios (cabos).

c)   O galvanómetro é construído de tal forma que, quando a força (vetor) se desloca em direção ao seu pólo positivo, o ECG regista uma onda positiva vertical.

Quando o coração é estimulado, um campo de variação de potencial passa pelo corpo. Se esta força se deslocar em direção aos eléctrodos positivos da máquina de ECG, o galvanómetro fará com que uma onda positiva seja escrita no ECG. Se a força se mover em direção aos eléctrodos negativos, será escrita uma onda negativa.

A força que faz com que a máquina de ECG registe ondas positivas e negativas tem origem no coração.

É importante compreender que o <u>ECG não regista uma corrente eléctrica que flui do coração, pelo corpo, pelos membros, para os fios condutores através da máquina de ECG</u>.

Os movimentos reais de alteração eléctrica ocorrem na membrana celular do miocárdio. É a força subjacente ao movimento destas cargas que a máquina de ECG mede. Esta força é designada por diferença de potencial e pode ser medida em unidades de volts.

‡ **Pontas electrocardiográficas ---**

(1) Padrão, bipolar, clássico, derivações do membro de Einthoven:

Conduta I - braço **esquerdo** positivo, braço direito negativo.

Chumbo II - perna **esquerda** positiva, braço direito negativo

Conduta III - perna **esquerda** positiva, braço esquerdo negativo.

Como o corpo é um excelente condutor, a fixação dos cabos nos membros não é necessária, apenas conveniente. Estes cabos podem igualmente ser fixados no ombro e na virilha.

Leads

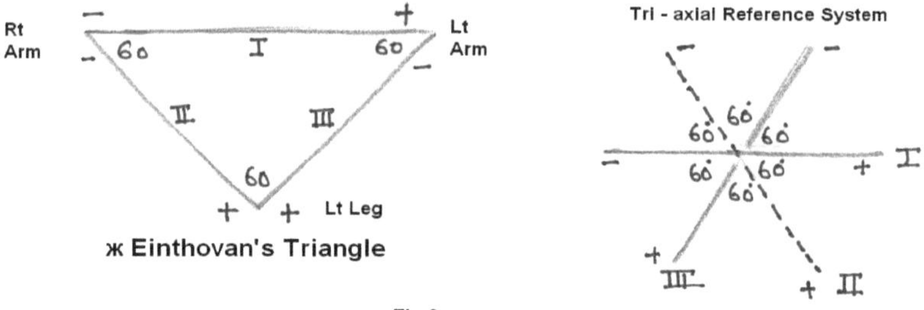

Fig 9

Vetor (soma de forças) apontando + fio ve -- onda vertical.

Vetor (soma de forças) apontando - fio ve -- onda descendente.

Vetor (soma de forças) a apontar diretamente para baixo -- sem efeito (isoelétrico).

(2) Os cabos unipolares dos membros de Frank Wilson:

Os efeitos do fio negativo das derivações bipolares dos membros são praticamente eliminados se se unir o fio negativo às três extremidades. A soma de todas as forças anula-se mutuamente.

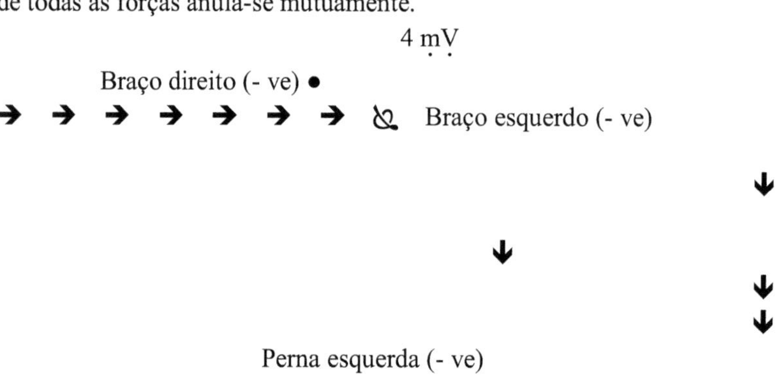

‡ Vetor em direção a LA - 4mv

‡ Vetor de afastamento de RA +4 mv

‡ Vetor em ângulo reto com LL sem efeito

‡ O resultado é isoelétrico.

Isto deixa apenas o fio positivo como o fio efetivo no ECG. Wilson chamou-lhe uma **derivação unipolar dos membros**. VR,VL,VF com fio positivo no braço direito, braço esquerdo e perna esquerda, respetivamente.
Emanual Goldberger aumentou eletricamente os efeitos destas derivações como aVR, aVL e aVF.

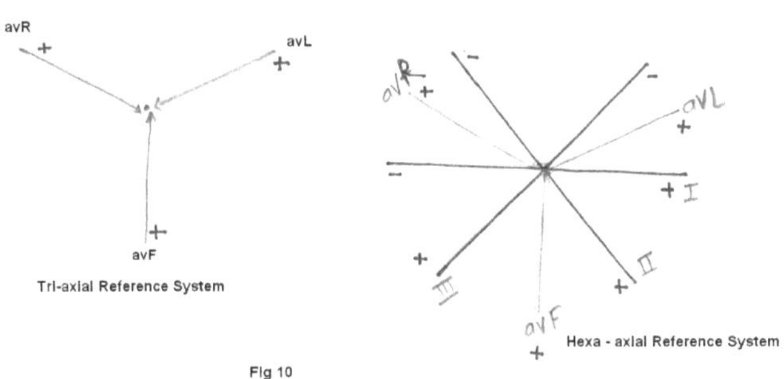

Os fios positivos nas extremidades estão virados para o coração. O terminal negativo é considerado como estando no centro do coração.

(3) Pontas do tórax
Os condutores de seis membros analisam as forças apenas no plano frontal.
● O peito leva a registar os efeitos dos vectores que passam para a frente e para trás também.
Ao utilizar o terminal central desenvolvido pelo Dr. Wilson, o efeito do terminal negativo pode ser ignorado. Em vez de colocar o elétrodo positivo nos membros, estes são colocados no peito sobre o coração. Assim, o eixo do nosso elétrodo será a partir da parte da frente do peito, através da parte central do coração.
Estes cabos são designados simplesmente por cabos "V".
** V_1 elétrodo positivo no bordo direito do esterno em 4th lugar intercostal.
** V_2 elétrodo positivo no bordo esquerdo do esterno em 4th lugar intercostal.
** V_3 elétrodo positivo a meio de uma linha que une V_2 e V_4 .
** V_4 elétrodo positivo na linha clavicular média esquerda em 5th lugar intercostal.
** V_5 elétrodo positivo na linha axilar anterior esquerda no plano de V_4 .

** V_6 elétrodo positivo na linha axilar média esquerda no plano de V_4 .

• Temos, portanto, dois sistemas de medição em ângulo reto um com o outro para

determinar as forças das três dimensões do coração.

(a) Os condutores dos membros registam as forças no plano frontal

(b) Os cabos torácicos registam as forças no plano horizontal.

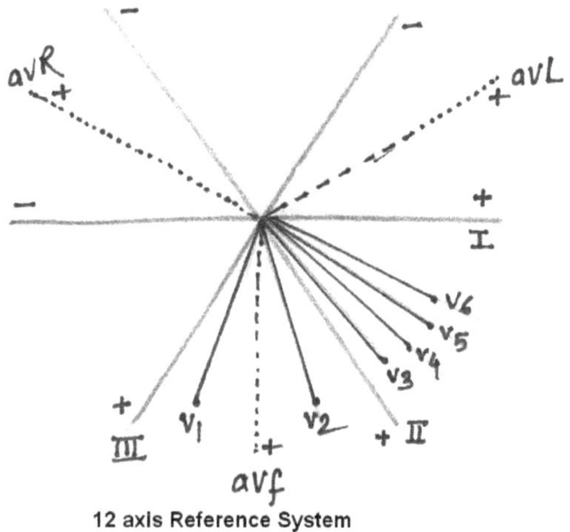

12 axis Reference System

Fig 11

ORIGEM DAS ONDAS DO ECG.

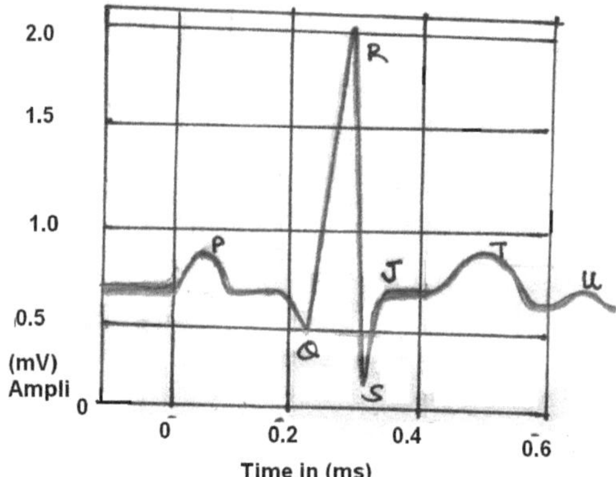

"Onda "P

☐ A onda "P" é a onda registada durante a despolarização das aurículas.

→ O estímulo real tem origem no nó SA.

→ O campo da diferença de potencial (vetor) parte do braço direito (ombro) em direção à anca esquerda, ou seja, **para baixo e para a esquerda**.

→ É vertical nas derivações I, II, III, aVL e aVF, bem como V -V_{16} . É **invertido em aVR**, uma vez que o mesmo vetor passa longe do fio positivo do braço direito.

→ No **ritmo nodal,** quando o nódulo AV se torna o pacemaker e o vetor está no braço direito negativo nas derivações I, II e III. Ele é invertido e fica na vertical em aVR

→ A duração da onda P é de 0,1 seg. e a amplitude é de 0,1 mv. Se a voltagem exceder mais de 0,25 mv - indica hipertrofia atrial.

Intervalo "P - R" (intervalo "P - Q")

→ O período entre o início da despolarização atrial e o início da despolarização septal é chamado de intervalo PQ. Como, por vezes, não se observa a onda Q, é conhecido como intervalo PR.

→ A duração não deve exceder 0,2 segundos com FC 60/min.

→ O intervalo PR normal é de 0,16 segundos. Diminui quando a FC aumenta e aumenta quando a FC diminui.

→ Se o intervalo PR for superior a 0,2 segundos com FC normal, diz-se que está prolongado. Ocorre em 1st grau de bloqueio cardíaco incompleto.

"Complexo "QRS

→ **Onda Q** - Ao atingir a área septal do ventrículo, as fibras são libertadas mais cedo e em maior número a partir do feixe esquerdo. Portanto, a despolarização geral é da esquerda para a direita através do septo.

→ A duração é de 0,02 segundos e a amplitude é de 0,2 mv.

→ No plano frontal o vetor resulta num pequeno Q negativo nas derivações I, II, III, avL e aVF. É vertical "r" em aVR (Fig. 13).

→ No plano horizontal, "r" positivo em V_1 , V_2 e V_3 e "s" negativo em V_4 , V_5 e V_6 (Fig. 13).

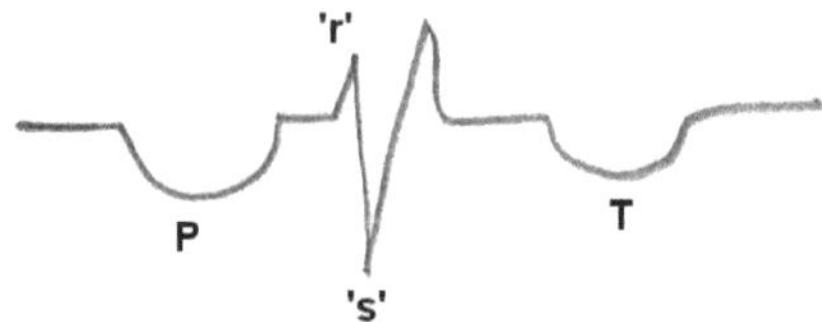

Fig 13

"Onda "R

Esta onda resulta da despolarização dos ventrículos do endocárdio para o epicárdio, ou seja, para baixo e para a esquerda.

Como a massa muscular do ventrículo esquerdo é muito maior, haverá um vetor principal dirigido para a esquerda.

No plano frontal, R é vertical em I, II, III e aVL, aVF e uma deflexão descendente "s" em aVR.

● No plano horizontal, para baixo, "s" em V_1, V_2, V_3 e, para cima, R em V_4, V_5, V_6 □ (o R torna-se proeminente)

A duração é de 0,05 segundos e a amplitude de 0,5-2 mv.

"Onda "S

A última área de despolarização move-se do vértice para a base. O vetor está orientado para a direita e para cima.

● Produz uma segunda pequena deflexão negativa nas derivações I, II, III, aVL, aVF, V_4, V_5, V_6. Proeminente em V_1, V_2 e V_3.

A sua duração é de 0,02 seg. e a amplitude de 0,3 mv.

"QRS" nas derivações torácicas

A onda S é predominante no meio do tórax, ou seja, V_1, V_2, V_3. Como a localização do eletrodo

é deslocada para a esquerda, a onda R aumentará de tamanho, ou seja, emV_4, V_5, V_6 enquanto a onda S

A onda é reduzida.

Padrão do ventrículo direito: V V_{12} despolarização basal - S proeminente, **Transição**

zona V V_{34}

Padrão do ventrículo esquerdo: V V_{56} - despolarização apical R proeminente.

As derivações torácicas não têm valor para a onda P.

Segmento "RST" (Período de repouso)

A junção entre o final do complexo QRS e o segmento ST é designada por **ponto J** - isoelétrico (ponto J = referência zero)

Todas as partes dos ventrículos estão despolarizadas - não há fluxo de corrente à volta do coração.

Uma linha horizontal no ECG ao nível do ponto J é a **linha de potencial zero** no ECG.

O ponto J e o segmento RST devem ser os mesmos que o segmento TP no ECG normal.

Sempre que ocorre uma corrente de lesão no ECG, o segmento ST e o segmento TP não estão ao mesmo nível de potencial no registo. A isto chama-se **deslocamento** **ST**.

Onda "Ta"

A recarga ou repolarização dos átrios resulta numa pequena onda negativa.

Ocorre durante o intervalo PR ou o complexo QRS, pelo que normalmente não é indicado em

ECG.

Quando a FC aumenta, a onda Ta ocorre logo atrás do QRS e faz com que o segmento ST

deprimir.

"Onda "T

●Repolarização dos ventrículos - onda direita

A alta pressão nos ventrículos atrasa a recuperação do endocárdio e, portanto

permitem que a repolarização se desloque do epicárdio para o endocárdio, o

é criado um campo elétrico em direção ao epicárdio. Isto faz com que a onda

T fique vertical.

A onda T está orientada para **baixo à esquerda - posterior.**

"Intervalo "Q - T

● Tempo necessário para a despolarização total e repolarização dos ventrículos

-

varia com a FC. Não deve ser superior a 0,4 segundos com FC de 70/min.

É medido desde o início da onda Q até ao fim da onda T.

Ondas	Significado	Vetorial	Registo	Duração (seg.)	Amplitude (mV)
Onda P	Despolarização auricular	Anterior esquerda para baixo	Vertical I, II, III, aVL, aVF, Invertido em aVR	0.1	0.1
Intervalo PR	Atraso AVN		Isoeléctrica	0,16 a 0,2	
Onda Q	Despolarização septal	Anterior direita para cima	I, II, III, aVL, aVF invertidos. "r" vertical em aVR	0.02	0.2
Onda R	Despolarização da zona apical	Para baixo à esquerda posterior	Vertical I,II,III aVL,aVF e proeminente em V_4 ,V_5 ,V6.s invertido em aVR	0.05	0,5 a 2
Onda S	Despolarização da zona basal	Cima direita posterior	invertido I,II,III aVL,aVF proeminente em V_1 ,V_2 ,V_3 .	0.03	0.3
Segmento ST (ponto J)	Repouso completo, todas as partes dos ventrículos estão despolarizadas, sem corrente		Isoelétrico, na linha de base TP		
Onda T	Atingimento ventricular	Para baixo à esquerda posterior	Vertical em todos os locais, exceto aVR	0.2	0,2 a 0,4
Intervalo QT	Despolarização e repolarização ventricular			0.4	
Eixo elétrico médio	Despolarização ventricular	$+59^0$			

$$*********$$

CAPÍTULO NO. 6
AS VEIAS E A SUA FUNÇÃO

Pressão venosa central

➢　O sangue de todas as veias sistémicas flui para a aurícula direita, pelo que a pressão na aurícula direita é designada por <u>pressão venosa central</u>.

➢　A pressão normal na aurícula direita é de 0 mmHg, que é igual à pressão atmosférica à volta do corpo. Pode aumentar até 30 mmHg em condições anormais. O limite inferior é de -3 a -5 mmHg, que é a pressão nos espaços intrapleural e pericárdico, que rodeiam o coração

➢　CO = VR = CO

➢　Qualquer fator que afecte o retorno venoso (RV) também afecta o débito cardíaco (DC)

➢　Se o CO for alterado, também ocorre uma alteração no VR.

Controlo do retorno venoso ao coração (Factores de manutenção do retorno venoso)

1)　Vis a tergo
2)　Capacidade do sistema venoso
3)　Bomba respiratória
4)　Bomba muscular
5)　Vis a fronte
A) Sucção sistólica ventricular
B) Sucção diastólica ventricular
6)　Frequência cardíaca
7)　Pericárdio
8)　Gravidade
9)　Pressão abdominal
10) Válvulas venosas

1)　**Vis a tergo** (Vis = força, tergo = atrás) - A força propulsora conferida pela contração do coração durante a sístole e o recuo elástico da aorta durante a diástole **(efeito Windkessel).**
Na posição horizontal, a PA média em diferentes partes do sistema vascular no adulto jovem é a seguinte:--
(a) Grandes artérias = 100 mmHg
(b) Pequenas artérias = 50 mmHg
(c) Capilares = 20 mmHg

(d) Veias pequenas = 10 mm Hg

(e) Grandes veias = 5 mmHg

(f) Veia jugular (átrio direito) = 0 mmHg

2) **Capacidade do sistema venoso**

➢ As veias são altamente distensíveis, são conhecidas como **"vasos de capacidade"** porque contêm um volume crescente de sangue, ou seja, 3200 ml de sangue, uma quantidade muito superior à do sangue arterial (800 ml).

➢ Quando bem cheias, a pressão nas veias é maior perto do coração. Desta forma, permite um retorno venoso adequado e o enchimento do coração.

3) **Bomba respiratória**

Durante a inspiração

1) Diminuição da pressão intratorácica devido à descida do diafragma

2) Aumento da pressão intra-abdominal pela mesma razão. O sangue é empurrado da veia abdominal para a veia torácica, pelo que o retorno venoso é maior durante a inspiração e menor durante a expiração.

4) **Bomba muscular** - Especialmente nas pernas - quando o músculo se contrai, o sangue é espremido para fora dos capilares e das pequenas veias dentro do músculo e depois para as veias maiores.

O fluxo de sangue dirige-se para o coração porque

 (i) A resistência em direção ao coração é menor.

(ii) As válvulas da veia impedem o refluxo.

 Exemplo - (1) Uma pessoa que se mantém em sentido durante um longo período desmaia devido à ausência de contracções rítmicas dos músculos das pernas, o que provoca a acumulação de sangue nas extremidades inferiores e a consequente redução da VR e do CO.

(2) Os polícias e os soldados mantêm as veias comprimidas por fitas de lenine nas extremidades inferiores para evitar a acumulação de sangue.

5) **Vis a fronte**

A força que actua de frente para atrair o sangue nas veias em direção ao coração. Esta força é devida às acções do coração

a) **Sucção sistémica ventricular (SVS)** - Durante a sístole ventricular, o anel AV desce e alarga o grande reservatório venoso, os átrios. Isto provoca uma queda da pressão intra-atrial que atrai o sangue para o coração.

b)   **Sucção ventricular na diástole (VDS)** - quando as válvulas AV se abrem durante a diástole, 1st ocorre um enchimento rápido, causando uma queda na pressão intra-atrial, resultando num fluxo de sangue para o coração.

6)   Frequência cardíaca

➢ FC normal (80/min) - 40% da RV ocorre devido ao SAV durante a sístole por minuto.

60% da RV ocorre devido à VDS durante a diástole por minuto.

➢ FC mais elevada (180/min) - 80%VR devido ao SAV durante a sístole por min.

20% VR devido a VDS durante a diástole por minuto.

Isto deve-se ao facto de, com a aceleração cardíaca súbita, o tempo disponível para o enchimento durante a diástole ser mais curto. **A FC aumenta à custa do período diastólico.**

7)   **Ação pericárdica** - Normalmente, durante a diástole, o coração não enche totalmente os sacos pericárdicos. Devido a fadiga ou doença, o coração pode expandir-se durante a diástole para encher o pericárdio, o que impede uma maior distensão e, por conseguinte, impede o influxo de sangue, limitando a RV.

8)   Efeito da força gravitacional no RV

➢ Quando uma pessoa está de pé, a pressão na aurícula direita é de 0 mmHg.

➢ A pressão nas veias dos pés é de + 90mmHg devido ao peso do sangue nas veias entre o coração e os pés. A pressão venosa no crânio é de menos (-) 10 mmHg devido à sucção hidrostática entre o topo do crânio e a base do crânio.

9)   **Pressão abdominal** - A pressão normal na cavidade peritoneal é de +2mmHg. Pode aumentar até 20 mmHg em resultado de gravidez, tumor e ascite. Isto reduz a RV devido à compressão das veias do abdómen. A pressão nas veias das pernas aumenta, provocando edema dos pés.

10) Válvulas venosas -

➢ Todas as veias do corpo não possuem válvulas, mas estas são mais proeminentes nas pernas e nos braços.

➢ As válvulas das veias estão dispostas de modo a que a direção do fluxo sanguíneo seja apenas para o coração.

➢ Se as válvulas forem incompetentes (devido a um estiramento excessivo por um excesso de pressão venosa durante um período prolongado), as veias são esticadas devido ao sangue acumulado. Isto faz com que a bomba muscular falhe. Isto aumenta ainda mais o tamanho das veias. Assim, a pessoa desenvolve **veias varicosas**, que se caracterizam por uma grande saliência bulbosa das veias sob a pele de toda a perna.

➢ O edema pode ocorrer mesmo quando o doente está de pé durante mais de um minuto.

➢ A elevação das pernas e a colocação de ligaduras apertadas nas pernas são factores que ajudam a prevenir o edema.

****

SAÍDA DA CIRCULAÇÃO SANGUÍNEA

+

Definição: - A quantidade de sangue ejectada pelo coração é descrita como o débito cardíaco.

(A) <u>Volume sistólico:</u> - quantidade de sangue ejectada por cada ventrículo em cada batimento (70 ml/batimento).

(B) <u>Volume minuto:</u> - Quantidade de sangue ejectada por cada ventrículo num minuto

   = SV x HR =70x75 = 5000ml.

(C) <u>Índice cardíaco:</u> - É o volume de sangue em litros ejectado por minuto por unidade de área de superfície (por metro quadrado da área de superfície do corpo). Se o volume minuto for 5L/minuto e a área de superfície corporal BSA for 1,5 m2, então 5/1,5=3,3L por m2 BSA. O intervalo médio é de 2,5 L a 3,5 L por m2 de BSA.

Distribuição do débito cardíaco (<u>5000 ml por minuto</u>)

i)   Fígado (circulação esplâncnica) - 1500ml(1,5L)

ii)   Rim (circulação renal) - 1300ml(1,3L)

iii)   Coração (circulação coronária) - 200ml(0,2L)

iv)   Cérebro (circulação cerebral) - 800ml(0.8L)

v)   Músculo (circulação periférica) - 800ml(0,8L)

vi)   Pele (circulação cutânea) - 400ml (0,4L)

- **Factores que influenciam as emissões de CO**
   (A) Factores cardíacos
   (1) Retorno venoso - mais ⇧☼→   mais HR☐more CO.
   (2) Frequência cardíaca - se a FC aumentar, o CO aumenta.
   (3) Nutrição do coração (eficiência do miocárdio) - A eficiência do miocárdio depende de

   nutrição do coração. Fornecimento adequado de oxigénio e alimentos, especialmente glucose, Na^+ ,

   K^+ , Ca^{++} , Mg^+ são essenciais para o bom funcionamento do coração. Isto pode ser

   mantida por uma circulação coronária eficiente.

   (4) Comprimento inicial das fibras musculares - Mais é o comprimento inicial do músculo

fibras, mais forte é a contração do músculo, de acordo com a teoria de
Frank Starling
_____ lei do coração.

(5) Pressão arterial - A PA representa a resistência do canal vascular. Se
esta resistência aumenta, ou seja, se a PA for aumentada, haverá
tensão imposta aos ventrículos. Se for aguda, pode ocorrer insuficiência
cardíaca.

Se for crónica, resulta numa hipertrofia dos músculos ventriculares, ou seja,
num aumento do comprimento e da massa das fibras musculares cardíacas. Esta
é uma desvantagem óbvia, uma vez que os vasos sanguíneos por mm quadrado
do músculo não aumentam de forma correspondente. Como resultado, há uma
contínua falta de nutrição e haverá isquemia (insuficiência coronária) e necrose
dos músculos, por exemplo, enfarte do miocárdio. Isto leva a uma diminuição
do débito cardíaco e a uma queda da tensão arterial no choque cardiogénico.

(B) Factores gerais

1) Idade - Mais baixa nos bebés e mais alta nos adultos. Com a idade, a área
de superfície aumenta, pelo que o CO também aumenta.

2) Sexo - Mais nos homens devido a uma maior BMR e menos nas mulheres
devido a uma menor BMR.

3) Área de superfície - Quanto maior for a SA, maior será o CO, devido à
maior necessidade de sangue para os tecidos.

4) Gravidez - Sem alterações até ao 5th mês. Depois disso, o CO aumenta
devido às necessidades do feto em desenvolvimento.

5) Postura - Mais na postura sentada/deitada e menos na postura erecta
devido à diminuição da RV em resultado da força gravitacional.

6) Sono - O CO está ao nível basal num sono perfeito.

7) Febre - O DC aumenta devido ao aumento da FC na febre. O CO também
aumenta se a temperatura ambiente for superior a 40^0 C ou inferior a 20^0 C para
regular a temperatura corporal.

8) Emoção - A ansiedade e a raiva aumentam o DC devido ao aumento da
FC. No choque e no luto, o DC diminui devido à diminuição da FC e do volume
sanguíneo, respetivamente.

9) Exercício - Aumento tremendo do DC durante o exercício devido ao
aumento da VR e da FC.

10) Alterações químicas no sangue arterial - pO_2 inferior a 60 mmHg e pCO2

mais de 40 mmHg, ou seja, hipoxia e hipercapneia - aumenta o CO devido a aumento da FC.

Métodos de (<u>medição de</u>) estimativa do débito cardíaco --
1)	Método de Fick direto
2)	Método de diluição do corante
3)	Método gráfico Ballisto-cardio

I)	**Princípio de Fick**:

Num determinado momento, a quantidade total de qualquer gás ganho ou perdido nos pulmões deve ser igual à diferença entre a quantidade de gás trazida para os pulmões no sangue arterial pulmonar (14 ml O_2 por 100 ml de sangue) e a quantidade de gás que sai dos pulmões no sangue venoso pulmonar (19 ml O_2 por 100 ml de sangue).

Podemos medir -
(a) Quantidade de O_2 que passa dos pulmões para o sangue por unidade de tempo, ou seja, <u>oxigénio</u>
   <u>consumo por minuto </u>(250 ml/mt.)
(b) <u>Teor de oxigénio do sangue arterial </u>- da artéria braquial (19 ml de O_2 por 100 ml
   sangue)
(c) <u>Teor de oxigénio do sangue venoso misto </u>- Do ventrículo direito, passando por um
   cateter da veia anticubital, após anestesia da zona (14 ml O_2 /100 ml
   sangue).

Cada 100 ml de sangue que passa pelos pulmões ganha 5 ml de O_2 (ou seja, a diferença de O_2 arteriovenoso) que se perde nos pulmões. Uma vez que 250 ml de O_2 passam efetivamente dos pulmões para o sangue por minuto, podemos calcular a quantidade de sangue que passou dos pulmões num minuto.

Cálculos
5ml 02 são retirados por 100 ml de sangue.

Por conseguinte, 250 ml de O2 $\square$ 250 x 100 = 50 x 100 = 5000 ml = CO/Min.

5

Assim -

Consumo de oxigénio por minuto

CO (por minuto) = x 100

Diferença arterio-venosa de O2

** Estes 5000 ml de sangue são necessários para transportar 250 ml de O_2 e este é o sangue que passou pelos pulmões num minuto. Esta quantidade de sangue é designada por CO por minuto.

**** Falácia -**

(1) Com o stress emocional, a FC aumenta

(2) O stress físico pode provocar fibrilhação ventricular.

II)   Método de diluição do corante:

É injectada na veia periférica uma quantidade conhecida de corante não difusível, como o **azul de Evans** (T-1824) ou o **verde** Cardio. A injeção deve ser muito rápida.

São recolhidas amostras de sangue arterial a cada 1-2 segundos e a concentração do corante é determinada em cada amostra. A média deve ser calculada.

Método

➢   1 ml de corante com uma concentração de 5 mg num ml é injetado na veia periférica - injeção muito rápida.

➢   As amostras são recolhidas muito rapidamente, normalmente a cada segundo, através de um cateter passado na artéria braquial.

➢   Após 3 segundos, o corante aparece no sangue. A concentração do corante é determinada em todas as amostras e a média é calculada.

➢   1,5 mg/L, neste exemplo, durante o tempo de 40 segundos.

Cálculo

* 1,5 mg de corante em 1 L de sangue,

Portanto, 5 mg de corante = 5 x 1 / 1,5 L de sangue em 40 segundos passa na circulação.

* Em 40 segundos passam 5/1,5 L de sangue, pelo que 60 segundos = 60 x 5/1.

   5x 1/40 = 60 x 5/600 = 5L de sangue é passado. Isto é CO/minuto.

* Assim, F=I/CT

46

Em que F = fluxo sanguíneo em litros por segundo

     I = Total de corante injetado

     C = concentração média do corante

     T = Tempo, em segundos, desde a passagem de 1st corante pela artéria.

III) Método gráfico cardio Ballisto:

➢   O indivíduo pode deitar-se em decúbito dorsal na mesa balistocardiográfica.

➢   Existem dispositivos que permitem registar fotograficamente a vibração de todo o corpo transmitida à mesa e ao registador.

➢   Durante a sístole, quando o sangue vai para a aorta, há um **impulso para a cabeça** seguido de um **recuo do corpo para a cauda**. Quando o sangue sai da aorta, há um impulso para a cauda e, em seguida, o corpo dirige-se para a cabeça.

➢   Estes movimentos dão origem a uma curva balistocardiográfica típica, a partir da qual é calculado o volume sistólico.

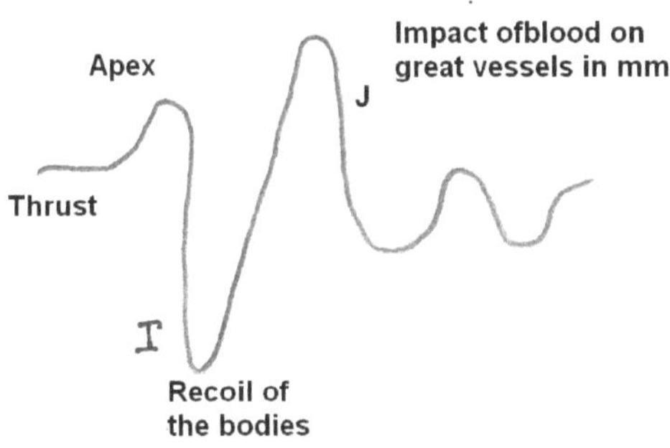

Fig 14

Volume sistólico = 7 √ (I+J) AC 2/3

Em que I = Amplitude do recuo em mm

     J = Impacto do sangue nos grandes vasos em mm

     A = Secção transversal da aorta em cm2 medida a partir de
        Cadáveres.

     C = Duração do ciclo cardíaco em segundos.

****

CAPÍTULO N.º 8
INERVAÇÃO DO CORAÇÃO

➤ O funcionamento do coração não depende da integridade do suprimento nervoso.

➤ Mas no corpo vivo, o fornecimento de nervos influencia o comportamento do coração através de reflexos.

➤ **O sistema nervoso autónomo** controla as actividades do coração, juntamente com os controlos dos vasos sanguíneos.

CARACTERÍSTICAS ESPECIAIS DO SISTEMA NERVOSO AUTÓNOMO
(1) **Células de ligação -**

➤ As células conectoras não estão situadas no corno dorsal do SNC, mas no corno lateral da substância cinzenta. Estão presentes apenas em certas regiões -
-

 i) Nervos cranianos - III, VII, IX, X, parassimpáticos.

 ii) Região torácica - todos os T_1 - T_{12} simpático

 iii) Região lombar - L_1 , L_2 , simpático

 iv) Região sacral - S_2 , S_3 , parassimpático.

➤ Estas células apresentam atividade tónica e mantêm o tónus vasoconstritor nas arteríolas.

(2) **Gânglio autónomo -**

➤ As células excitadoras não se encontram no SNC. Migraram para o exterior para formar massas de células (gânglio autonómico), situadas perifericamente. As células ganglionares do simpático estão situadas centralmente, ou seja, a uma distância do órgão inervado. Têm fibras pós-ganglionares longas (não mielinizadas) e fibras pré-ganglionares mielinizadas curtas.

➤ As células ganglionares do parassimpático estão situadas na periferia, ou seja, perto do órgão. Têm fibras pré-ganglionares mielinizadas longas e fibras pós-ganglionares não mielinizadas curtas.

➤ Os <u>eferentes pós-ganglionares</u> são de dois tipos --
 a) Inibitório (parassimpático)
 b) Aceleratório (simpático).

➢ Todos os neurónios pré-ganglionares são colinérgicos, ou seja, libertam acetilcolina, com ação nicotínica, ou seja, estimulação do gânglio.

➢ Todos os neurónios parassimpáticos pós-ganglionares são colinérgicos com ação muscarínica.

➢ Poucos vasodilatadores simpáticos pós-ganglionares que irrigam os músculos esqueléticos e as glândulas sudoríparas são colinérgicos com ação muscarínica.

➢ Os outros neurónios simpáticos pós-ganglionares são adrenérgicos e actuam sobre receptores adrenérgicos.

(3) Receptores
(I) Recetor de acetilcolina (recetor muscarínico e nicotínico)
➢ A acetilcolina ativa dois tipos diferentes de receptores --

(i) **Os receptores muscarínicos**, que se encontram em todas as células efectoras e são estimulados por neurónios pós-ganglionares do sistema nervoso parassimpático, bem como por vasodilatadores simpáticos.

(ii) **Os receptores nicotínicos** que se encontram na sinapse entre os neurónios pré e pós-ganglionares, tanto do simpático como do parassimpático.

Ação muscarínica da acetilcolina - Dilatação periférica de certos vasos sanguíneos. Esta ação assemelha-se às acções produzidas pela muscarina, um alcaloide encontrado na planta do cogumelo venenoso. É antagonizada pela atropina.

Ação nicotínica da acetilcolina - Esta ação imita a ação de uma pequena dose de nicotina, que estimula todas as células ganglionares autonómicas. Estes efeitos são antagonizados por grandes doses de nicotina e por fármacos bloqueadores dos gânglios, como o hexametónio.

A atropina não pode interferir com a transmissão no gânglio autonómico.

(II) Receptores adrenérgicos -

	Recetor α (Vasoconstrição)	Recetor β $_1$ (Taquicardia)	Receptores β $_2$ (Vasodilatação)
Nem epinefrina na raiva	++	+	+/-

Epinefrina na ansiedade	+ A	++	+ B

Efeito de A&B anulam-se mutuamente

** FIBRAS EFERENTES PARA O CORAÇÃO

Os dois átrios são alimentados por neurónios simpáticos e parassimpáticos, mas os ventrículos são alimentados principalmente por fibras simpáticas e poucas fibras parassimpáticas.
Existem dois conjuntos de troncos nervosos.
(A) Fibras **inibitórias,** ou seja, parassimpáticas (apenas para os átrios)
    (B) **Aceleradoras, ou seja**, fibras simpáticas

* INIBITÓRIO (PARASSIMPÁTICO)
    Origem - Pertence à divisão parassimpática do SNA. Está contido no X^{th} nervo craniano (vago). Origina-se do núcleo dorsal no assoalho do IVth ventrículo.

    Fornecimento - 1) Nó SA 2) Nó AV e 3) Músculos atriais. O <u>vago direito fornece o nódulo</u> SA e o músculo auricular. O <u>vago esquerdo fornece o nódulo</u> AV e a parte superior do feixe de His. É duvidoso que o suprimento vagal seja para os ventrículos.

    Tónus - Se os nervos vagos forem cortados, a frequência cardíaca passa para 180/min. Por conseguinte, o tónus vagal constante reduz a frequência cardíaca deste nível para a FC normal de 70/min. O tónus vagal é superior ao tónus simpático em repouso.

    Efeitos sobre a estimulação dos neurónios parassimpáticos -
        (a) Efeito batmotrópico negativo - A excitabilidade diminui.
        (b) Efeito cronotrópico negativo - Diminuição da ritmicidade.
        (c) Efeito dromotrópico negativo - A condutividade diminui.
        (d) Efeito ionotrópico negativo - A contratilidade diminui.

* ACELERADOR (SIMPÁTICO)
    Origem - Divisão torácica (1-5) da medula espinhal nas células do corno lateral. As fibras passam para o relé no gânglio cervical.
    Fornecimento -
(1) Gânglio cervical superior - nervo cardíaco superior para os grandes vasos no

base do coração

(2) Gânglio cervical médio - Nervo cardíaco médio para o nódulo SA, nódulo AV e

músculo cardíaco

(3) Gânglio cervical inferior - O nervo cardíaco inferior serve de canal aferente.

Tónus - O efeito tónico simpático não se manifesta no coração durante o repouso, mas observa-se uma atividade definida quando há necessidade de aumentar a frequência cardíaca devido a alguma emergência. No entanto, se os vagos estiverem intactos e os gânglios simpáticos forem destruídos, o coração abranda para 40/min devido ao efeito do nervo vago sem oposição.

Efeito - Sobre a estimulação

    (1) Efeito batmotrópico positivo - A excitabilidade aumenta.

    (2) Efeito cronotrópico positivo - Aumenta a ritmicidade.

    (3) Efeito dromotrópico positivo - A condutividade aumenta.

    (4) Efeito ionotrópico positivo - A contratilidade aumenta.

** CENTROS CARDÍACOS

Estão localizados a vários níveis no tronco cerebral e na medula espinal **(centro cardíaco principal)**. Existem outros centros que podem provocar alterações da FC através dos centros cardíacos principais (tronco cerebral e medula espinal).

(1) Centros corticais - Área 13 do lobo frontal - superfície orbital e córtex pré-motor. Quando esta área é estimulada, há um aumento da FC e ocorre vasoconstrição.

(2) Centros hipotalâmicos -

    * Grupo posterior (simpático) → A estimulação provoca uma aceleração da FC.

    * Grupo médio (Parassimpático) → A estimulação provoca um abrandamento da FC.

    * Grupo anterior (simpático) → A estimulação provoca vasoconstrição.

(3) Centros espinais - Células do corno lateral dos segmentos torácicos 1-5 da medula espinal □On estimulação que provoca taquicardia e vasoconstrição.

Quando a medula espinhal é seccionada na região cervical, há uma queda profunda da PA imediatamente; mas se o animal for mantido vivo, por algum tempo, a PA volta a subir lentamente por esses VMC espinhais.

(4) Centros medulares (principais centros cardíacos) -

(A) <u>Centro cardio-inibitório (CIC)</u> - O núcleo ambíguo na medula é a parte principal do centro cardio-inibitório que inicia a descarga vagal tónica em repouso.

As fibras inibitórias cardíacas também surgem do núcleo motor dorsal do nervo vago. A bradicardia reflexa iniciada por um aumento da PA sistémica deve-se à estimulação da CIC, enquanto a taquicardia devida à queda da PA se deve à diminuição do tónus vagal e ao aumento da descarga nos nervos cardíacos simpáticos.

(B) <u>Centro vasomotor</u> - Existe uma grande área difusa na formação reticular, imediatamente oposta ao assoalho do IV th ventrículo. A estimulação da medula ventrolateral rostral (superior) (RVLM) - C1 provoca um aumento da PA, pelo que é designada por área de pressão. A estimulação da medula ventrolateral caudal (inferior) (CVLM) - A1 provoca uma descida da PA ao inibir a RVLM - C1. Por conseguinte, é designada por zona depressora.

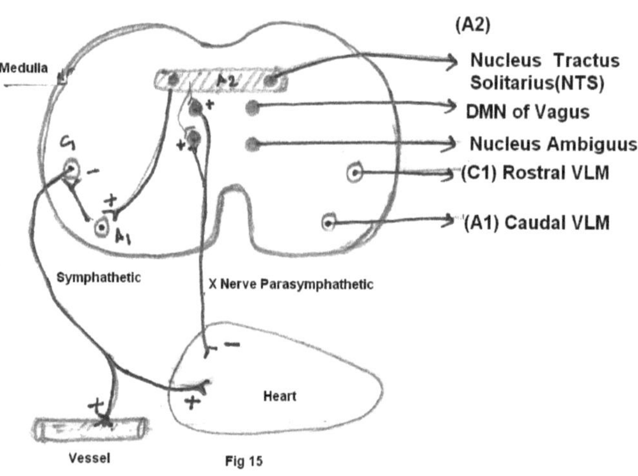

****

CAPÍTULO N.o 9
AFERÊNCIAS E RECEPTORES CARDÍACOS
(Barorreceptores e Quimiorreceptores)

BARORECEPTORES

Os barorreceptores são receptores de estiramento nas paredes do coração e dos vasos sanguíneos.

(A) Receptores vasculares - situados no seio carotídeo, no arco aórtico e na circulação pulmonar.

(B) Receptores cardíacos - situados nas aurículas direita e esquerda, à entrada das veias cava superior e inferior e da veia pulmonar, na parede do ventrículo esquerdo e provavelmente também no ventrículo direito.

** RECEPTORES VASCULARES

Estes receptores estão situados principalmente no (1) seio carótico e no arco aórtico.

(2)   circulação pulmonar

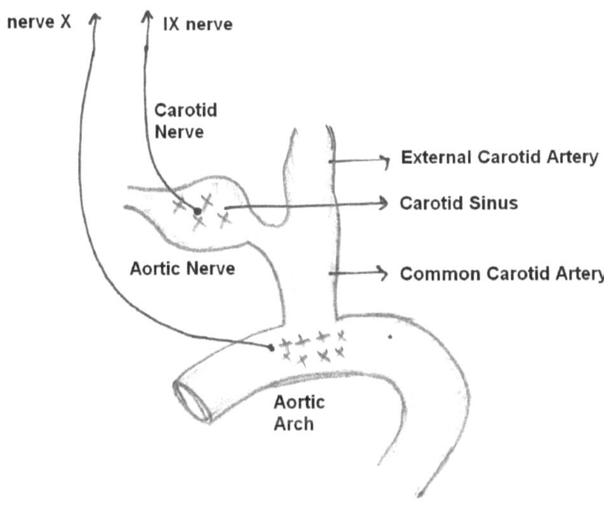

Fig 16

** SEIO CARÓTICO E ARCO AÓRTICO

-- O seio carotídeo é uma pequena dilatação da artéria carótida interna logo acima da
  bifurcação da artéria carótida comum em ramos carotídeo externo e interno.

-- Os barorreceptores estão localizados nesta <u>dilatação do seio carotídeo</u> e também se encontram em
  no <u>arco da aorta,</u> os receptores estão localizados na adventícia dos vasos.

-- Estes receptores são extremidades ramificadas, nodosas, enroladas e entrelaçadas do
  fibras nervosas mielinizadas.

-- As fibras nervosas aferentes do seio carotídeo formam um ramo distinto do nervo
  nervo glossofaríngeo - o <u>nervo carotídeo</u>. Mas as fibras do arco aórtico
  formam um ramo distinto do vago - o <u>nervo aórtico</u>.

-- O nervo do seio carotídeo e as fibras vagais do arco aórtico (nervo aórtico)
  são normalmente designados por "**<u>Buffer nerve</u>**".

Atividade do nervo tampão -
- No nível normal da PA, as fibras do nervo tampão descarregam a um ritmo lento.
- Quando a pressão no seio e no arco aórtico aumenta, a taxa de descarga é aumentada
  e quando a pressão diminui, a taxa é reduzida.

-- A atividade (aumento da descarga) no nervo tampão inibe a descarga tónica no nervo
  o centro vasoconstritor e excitar os centros cardio-inibidores, ou seja, o nervo vago.

-- Não há descarga nas fibras aferentes e não há queda da PA ou da FC quando o
   a pressão no seio carotídeo e no arco aórtico é inferior a 70 mm Hg.

- A uma pressão de 70 a 150 mm Hg, existe uma relação essencialmente linear entre a
   pressão e o RH.

- Na pressão acima de 150 mm Hg não há mais aumento na resposta, pois a
   O grau de inibição do VMC é máximo a este nível.

Mecanismo de feedback dos barorreceptores

Quando a tensão arterial aumenta

Os barorreceptores são estimulados devido ao estiramento

Os aferentes dos nervos IX e X descarregam mais

Estimular o NTS (A2)

Estimulação CIC Estimula CVLM (A1)

Núcleo ambíguo e DMN de Inibe RVLM (C1)
X^a Descarga Vagal mais

Tónus vagal ↑ed tónus simpático (área vasoconstritora) ↓ed

Diminuição da FC Vasodilatação
Diminuição de CO Redução de RP

Diminuição da PAS Diminuição da PAD
Quando a PA diminui, os barorreceptores não são estimulados porque não há estiramento

Sem descarga de IX e X

Sem estimulação do NTS A2

CIC não é estimulado CVLM não é estimulado A1

O tónus vagal não aumenta O RVLM não é inibido C1

A FC aumenta ← ← ←←←←←← ← o tónus simpático aumenta

Aumento do CO   Vasoconstrição

Aumento da PAS   Aumento da PR

Aumento da PAS

Lei de Maria do coração - a FC é inversamente proporcional à PA, mas o inverso não é verdadeiro.

** CIRCULAÇÃO PULMONAR

- A distensão do leito vascular pulmonar provoca bradicardia reflexa e queda sistémica da PA.
- A localização dos receptores envolvidos não está definida.

** RECEPTORES CARDÍACOS

Estes receptores estão situados principalmente nos (1) receptores de estiramento atrial.

(2) Receptores do ventrículo esquerdo

** RECEPTORES DE ESTIRAMENTO AURICULAR

Os receptores de estiramento nos átrios são de dois tipos -
(i) Os que descarregam principalmente durante a sístole auricular **Tipo A**.
(ii) As que descarregam principalmente no final da diástole, no pico do enchimento auricular **Tipo B**.

A descarga dos barorreceptores do tipo B é aumentada quando o retorno venoso é aumentado e diminuída pela pressão positiva breathing□, indicando que respondem principalmente à distensão da parede atrial. Os ajustes circulatórios reflexos iniciados pelo aumento da descarga destes receptores incluem taquicardia.

Reflexo de Bain Bridge: Este efeito foi descrito por Bain Bridge em 1915.

A infusão rápida de sangue ou soro fisiológico em animais anestesiados produz um aumento da FC

se a FC inicial for lenta.

Parece ser um verdadeiro reflexo e não uma resposta ao estiramento local, uma vez que é

abolido pela secção de vagi.

O reflexo está diminuído ou ausente quando a FC inicial aumenta.

Por vezes, pode ser produzido um aumento da FC num coração-pulmão isolado

preparação se a RV for aumentada rapidamente.

 Assim, o reflexo da ponte de Bain é um fenómeno inconstante e incerto

 significado fisiológico.

** RECEPTORES VENTRICULARES

(a) **Receptores do ventrículo esquerdo** -

Quando o ventrículo esquerdo é distendido em animais experimentais - há uma queda na

pressão arterial sistémica e a FC. É necessário um considerável esforço ventricular

distensão para produzir esta resposta.

Os receptores do ventrículo esquerdo podem desempenhar um papel na manutenção do tónus vagal

que mantém o ritmo cardíaco lento em repouso.

(b) **Receptores do ventrículo direito** -

É possível que também existam receptores no ventrículo direito que respondam

com bradicardia e hipotensão sistémica quando a pressão de perfusão é elevada.

• Todos os barorreceptores, quando estimulados, provocam bradicardia e hipotensão, exceto os barorreceptores presentes nos átrios - que provocam taquicardia.

CHEMORECEPTORES

São receptores quimicamente sensíveis. Estão situados em -

(a) Corpo carotídeo

(b) Corpo da aorta

(c) Ventrículo esquerdo (quimiorreflexo coronário)

(d) Veia pulmonar (quimiorreflexo pulmonar)

(e) Zona Central Quimiossensível

☐ Quimiorreceptores nos corpos carotídeo e aórtico

♦ Existe um corpo carotídeo junto à bifurcação carotídea de cada lado.

♦ Existem normalmente 2 ou mais corpos aórticos junto ao arco da aorta.

♦ Cada corpo da carótida e da aorta contém ilhas de dois tipos de células -

        Tipo I - Células glómicas

Tipo II - Células gliais (células de suporte)

    As células de tipo II rodeiam as células de tipo I.

♦ As terminações não mielinizadas das fibras nervosas IXth encontram-se nos intervalos entre as células de tipo I e de tipo II - os quimiorreceptores que detectam a tensão O_2 são estas terminações nervosas.

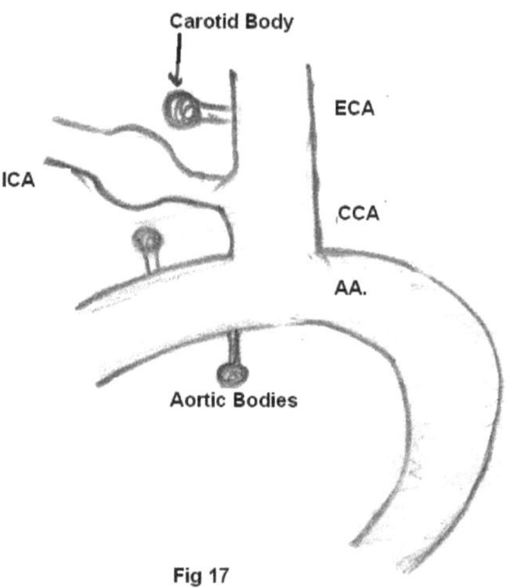

Fig 17

♦ Os aferentes do <u>corpo carotídeo</u> ascendem à medula através do seio carotídeo e

   nervos glossofaríngeos.

♦   As fibras do <u>corpo da aorta</u> ascendem à medula no vagi.

♦   Cada corpo carotídeo e aórtico é fornecido com um fluxo sanguíneo abundante, de modo que o

Os quimiorreceptores estão em contacto direto com o sangue arterial.

♦♦   Função - Quando a pressão arterial desce abaixo de 80 mm Hg. a

os quimiorreceptores são estimulados, devido à diminuição do fluxo sanguíneo para o

corpos.

♦   A diminuição do fluxo sanguíneo provoca uma diminuição da disponibilidade de oxigénio e um excesso de

CO_2 e H^+ que não são removidos pelo fluxo sanguíneo lento.

♦   Os sinais dos quimiorreceptores são transmitidos para o VMC para o excitar, o que eleva a pressão arterial.

♦   O controlo da pressão arterial pelos corpos carotídeo e aórtico está intimamente associado ao sistema de controlo da pressão dos barorreceptores, que funciona de forma muito semelhante ao reflexo barorreceptor - exceto que, em vez de serem os receptores de estiramento a iniciar a resposta, são os quimiorreceptores a fazê-lo.

♦   <u>Os quimiorreceptores não respondem fortemente até a pressão arterial descer abaixo dos 80 mm Hg.</u>

♦   O mecanismo quimiorrecetor também aumenta a PA sempre que a concentração de O_2 no sangue arterial desce abaixo de 60 mm Hg ou a concentração de CO_2 ou H^+ sobe acima do nível normal de 40 mm Hg (pCO)$._2$

♦   A hipoxia também produz <u>um aumento da secreção de catecolaminas</u> da medula suprarrenal, que provoca taquicardia por estimulação dos receptores adrenérgicos.

♦   <u>O VMC está intimamente relacionado com o centro respiratório</u> na medula. Um grau moderado de extravasamento de sinais nervosos ocorre mutuamente entre os dois centros. Por conseguinte, quase todos os factores que aumentam a atividade do CMV têm também um efeito moderado no aumento da respiração.

❖   **Quimiorreceptores do ventrículo esquerdo - Quimiorreflexo coronário**

(Bezold Jarisch Reflex)

♦   Nos animais experimentais, a injeção do fármaco varatridina ou nicotina nos ramos das artérias coronárias que irrigam o ventrículo esquerdo provoca apneia, bradicardia e hipotensão, através da inibição do VMC. Esta reação é impedida pela vagotomia.

Esta resposta também é observada quando a nicotina é aplicada na superfície do ventrículo esquerdo, perto do ápice do coração, no pedaço de papel de filtro.

♦   Assim, o quimiorreflexo coronário pode ser desencadeado pela estimulação química de

quer por receptores de estiramento nas paredes do ventrículo, quer por estimulação de

quimiorreceptores não identificados no miocárdio.

♦   Em doentes com <u>enfarte do miocárdio</u>, as substâncias libertadas pelo coração enfartado

estimula estes receptores, contribuindo para a hipotensão.

❖   Quimiorreceptores pulmonares (quimiorreflexo pulmonar)

♦   A injeção de varatridina e serotonina na artéria pulmonar produz -
apneia, bradicardia e hipotensão.

♦   Esta resposta também é bloqueada pela vagotomia.

♦   Os receptores estão provavelmente situados na veia pulmonar, mas a sua localização exacta

A sua localização não é atualmente conhecida.

❖   Quimiorreceptores presentes na área quimiossensível central

♦   Esta zona situa-se bilateralmente sob a superfície ventral da medula.

♦   Os neurónios sensoriais desta área são especialmente excitados pelo ião H .
+

♦   No entanto, o ião H^+ que circula no sangue não atravessa a barreira hemato-encefálica

facilmente.

♦   Por conseguinte, a concentração de iões H^+ no sangue tem menos efeito.

♦   Embora o CO_2 tenha pouco efeito direto, tem um potente efeito indireto.

♦ CO_2 pode difundir-se muito facilmente na barreira hemato-encefálica e reagir com a água do

CSF para formar $H_2 CO_3$ -- este, por sua vez, dissocia-se em ião H^+ e ião HCO_3^- . Este

O ião H^+ , formado no LCR, estimula a área quimiossensível central.

❖ **RESPOSTA ISQUÉMICA DO CNS**

♦ Quando o fluxo sanguíneo para o centro vasomotor no tronco cerebral inferior se torna

   diminuiu o suficiente para causar uma deficiência nutricional (défice

   Isquémia), o centro vasomotor é fortemente excitado.

♦ Este efeito deve-se ao facto de o sangue que flui lentamente não conseguir transportar o CO_2 para longe do

   centro vasomotor. A concentração local de CO_2 aumenta muito e tem

   efeito potente na estimulação das <u>áreas de controlo dos neurónios vasomotores simpáticos em</u>

   <u>a medula</u>.

♦ A elevação da pressão arterial em resposta à isquémia cerebelar é conhecida como

   RESPOSTA ISQUÉMICA DO SNC.

♦ Pode elevar a pressão arterial média até 250 mmHg durante 10 minutos.

♦ O grau de vasoconstrição simpática provocado pela isquémia cerebelar intensa é frequentemente tão elevado que alguns vasos periféricos ficam totalmente ou quase ocluídos. Muitas vezes, os rins deixam completamente de produzir urina devido à constrição arterial.

♦ Esta resposta isquémica do SNC só se torna significativa quando a pressão arterial desce abaixo dos 60 mmHg, atingindo o maior grau de estimulação a uma pressão arterial de 15 - 20 mmHg.

♦ Assim, funciona principalmente como um sistema de controlo de pressão **de emergência** que actua rapidamente e de forma muito potente para evitar uma maior diminuição da pressão arterial próxima do nível letal.

❖ **REACÇÃO DE CUSHING**

♦ Trata-se de um tipo especial de resposta isquémica do SNC que resulta do aumento da pressão do LCR à volta do cérebro.

♦ Se a pressão do LCR subir até igualar a pressão arterial, comprime todo o cérebro, bem como as artérias do cérebro, e corta o fornecimento de sangue ao cérebro. Isto dá início à resposta isquémica do SNC que provoca o aumento da pressão arterial.

♦ Quando a pressão arterial sobe mais do que o LCR, o sangue flui de novo para os vasos do cérebro para aliviar a isquémia.

****

CAPÍTULO N.º 10
RITMO CARDÍACO

◆ Definição - A frequência cardíaca é a taxa de descarga do nó SA. É o número de contracções ventriculares por minuto. É representada pela frequência de pulso que coincide com a frequência de ejeção ventricular.

◆ Em condições basais: - A FC é de 60 - 80/mt.

◆ 100/mt - sem manifestações desfavoráveis pode ser considerado como normal elevado

◆ Acima de 100/mt - taquicardia e abaixo de 60/mt. - bradicardia

FACTORES QUE INFLUENCIAM A FREQUÊNCIA CARDÍACA
(I) FACTORES GERAIS

(1) <u>Idade</u>

    Feto FC 150 por minuto

    Nascimento FC 140 por minuto

    1 um ano HR 130 por minuto

    2 dois anos FC 120 por minuto

    3 três anos FC 110 por minuto

    4 quatro anos FC 100 por minuto

    5 cinco anos HR 90 por minuto

    10 dez anos HR 80 por minuto

    20 vinte anos FC 70 por minuto

    40 por ano HR 60 por minuto

☐ <u>Esta descida da FC deve-se ao aumento progressivo do tónus vagal.</u>

(2) <u>Sexo</u> - As mulheres têm uma FC ligeiramente mais rápida devido às hormonas.

(3) <u>Área de superfície</u> - a FC é inversamente proporcional ao tamanho do indivíduo

    Elefantes 25/mt. Nos elefantes, o tónus vagal é máximo

    Coelho 250/mt.

    Ratos 500/mt.

    Aves 1000/mt. Nas aves, o tónus vagal é mínimo

◆ Quanto maior for a área de superfície, maior será o tónus vagal

◆ (4) <u>Pressão</u>
      Pressão barométrica elevada - a FC ↓ aumenta nos mergulhadores durante o mergulho
      (Devido a uma pO elevada$_2$ - profundo para o mar)
      Baixa pressão barométrica - HR ↑es em alpinistas
      (Devido à baixa pO_2 - a grande altitude)

◆ (5) <u>Postura</u> - Postura ereta → FC ↑es → devido à ↓ed VR → PA ↓ed → Mecanismo de feedback dos barorreceptores → FC ↑ed

◆ (6) <u>Dor</u> - Dor ligeira → HR ↑es → devido a stress mental
      - Dor intensa → choque de dor → HR ↓es → choque neurogénico

◆ (7) <u>Febre</u> - FC ↑ed devido à estimulação direta do nódulo SA pelo aumento da temperatura.
      A hipotermia provoca ↓e na FC
      98^0 ☞ → 80/mt
      99^0 ☞ → 90/mt
      100^0 ☞ → 100/mt
      101^0 ☞ → 110/mt
      102^0 ☞ → 120/mt

◆ (8) <u>Emoção</u> - A raiva, a excitação e a ansiedade aumentam a frequência cardíaca e a PA devido à secreção de mais noradrenalina e adrenalina.
◆ O medo e o luto diminuem a frequência cardíaca e a tensão arterial devido a uma menor secreção de noradrenalina e adrenalina.

◆ (9) <u>Exercício</u> - Aumenta a frequência cardíaca devido à hipoxia, hipercapneia e aumento da concentração de iões H+ no sangue, bem como devido ao aumento da temperatura corporal e à maior secreção de adrenalina.

◆ (10) <u>Glândulas endócrinas</u> - A adrenalina e a tiroxina ↑e a frequência cardíaca.

(II) FACTORES ESPECÍFICOS

♦ (1) <u>Centros cardíacos</u> - ♦ Área cortical 13 pré - lobo frontal ↑e a frequência cardíaca.

♦ Hipotálamo (núcleos posteriores) ↑e a frequência cardíaca.

♦ Medula - Área pressora HR↑ed & área depressora HR ↓e

♦ (2) <u>Reflexos cardíacos</u> - ♦ Reflexo da ponte cerebral - FC ↑e

♦ Bezold Jarisch reflex - HR ↓e
(Quimiorreflexo Coronário)

♦ (3) <u>Reflexos vasculares</u> - FC ↓es nos seguintes -

♦ Reflexo barorreceptor (mecanismo sino-aórtico)

♦ Reflexo quimiorrecetor - Corpo carotídeo e corpo aórtico

♦ Quimiorreflexo pulmonar

♦ (4) <u>Isquémia do SNC</u> - a resposta isquémica do SNC aumenta a FC.

♦ (5) <u>Respiração</u> - Arritmia sinusal

** Durante a inspiração profunda, o retorno venoso é aumentado, aumentando assim a FC (efeito da ponte de Bain). Durante a expiração, a FC diminui devido à diminuição do retorno venoso.

** Durante a inspiração, os impulsos irradiam do centro inspiratório ativo para o centro vasomotor, aumentando assim a FC.

****

CAPÍTULO N.º 11
PRESSÃO SANGUÍNEA

Definição - É a pressão lateral exercida pela coluna de sangue sobre a parede dos vasos sanguíneos enquanto flui através dela.

Tipos -

(a) PA arterial - nas artérias

(b) PA capilar - nos capilares

(c) PA venosa - nas veias

Pressão Arterial - Normalmente, a pressão arterial é reconhecida como a pressão sanguínea

(a) PA sistólica - pressão máxima durante a sístole -- 120 mm Hg

(b) PA diastólica - pressão máxima durante a diástole -- 80 mm Hg

(c) Pressão de pulso - diferença entre a PAS e a PAD 120 - 80 = 40 mmHg

(d) Pressão média - PAD + 1/3 PP = 93 ou 100 mm Hg

(e) BP casual - em circunstâncias normais

(f) PA basal - 12 horas após a última refeição e 30 minutos de repouso numa sala quente (à temperatura do corpo)

Faixa normal de PA (mm Hg) -

Inferior ao normal Intervalo normal Superior ao normal

100 e inferior ←←← ← 120 - 130 →→→ → 150 e superior

Hipotensão Pressão arterial <u>sistólica</u> Hipertensão

Inferior ao normal Intervalo normal Superior ao normal

50 e menos ←←← ← 60 - 80 →→→ → 90 e mais

Hipotensão Pressão arterial <u>diastólica</u> Hipertensão

Factores que influenciam a BP -

SBP

(a) **Idade** - Recém-nascido 90 mm Hg

1 ano 100 mm Hg
10 anos 110 mm Hg
20 anos 120 mm Hg
40 anos 130 mm Hg
80 anos 140 mm Hg

‡ **Com o avançar da idade, a PAS aumenta e a PAD diminui.** Isto deve-se à diminuição da elasticidade da válvula aórtica.

‡ Em jovens, maior elasticidade da válvula aórtica → Força de ejeção é parcialmente gasta no estiramento da válvula aórtica e .˙. menor PAS e a PA diastólica é maior devido ao recuo mais elástico da válvula aórtica → Inversa na velhice - maior PAS e menor PAD **(Efeito Windkessel)**.

(b) **Sexo** - A PAS é mais baixa nas mulheres em 5 mm Hg devido às suas hormonas.

(c) **Construir** - mais em obesos devido a mais CO e colesterol no sangue.

(d) **Postura** - A PA sistólica ↓ aumenta durante a postura ereta e ↑ aumenta durante o decúbito. Isto deve-se ao efeito sobre o retorno venoso que ↓es na postura erecta e ↑es durante a recumbência.

❖ **Efeito da gravidade na PA** -

Na postura de pé, a PA nos vasos abaixo do nível do coração aumenta e a PA em qualquer vaso acima do nível do coração diminui pelo efeito da gravidade - com uma taxa de 0,8 mm Hg por cm de altura.

Exemplo → Numa pessoa de 150 cm de altura, na posição vertical (com uma variação de 0,8 mm Hg por cm), a pressão aórtica média ao nível do coração é de 100 mm Hg, a pressão média na cabeça que está 50 cm acima do coração é de 100 - (50 x 0,8) = 60 mm Hg e a pressão numa grande artéria no pé que está 100 cm abaixo do coração é de 100 + (100 x 0,8) = 180 mm Hg.

Pressão arterial média em postura erecta
Artéria Veia

Cabeça - 60 mm Hg -10 mm Hg
Coração - 100 mm Hg 0 mm Hg (**na aurícula direita**)
Pés - 180 mm Hg +90 mm Hg

(e) **Sono -** Queda da PA em 20 mm Hg devido ao repouso físico, a FC é ↓ed e
        por conseguinte, o CO é menor.

(f) **Emoção -**
Ansiedade e raiva →   mais PA devido a mais CO **por causa da** ↑**e na FC**
Choque e luto →   menos PA devido a menos CO **por causa da** ↓**e na FC**

(g) **Exercício -** Durante o exercício, a PAS pode subir até 180 - 200 mm Hg,
mas
a PAD é geralmente mais baixa devido à vasodilatação periférica resultante da
acumulação de produtos finais do metabolismo. Estes produtos são
denominados vasodilatadores metabólicos - são eles o ião H^+ , o ião K^+ , a
adenosina, a bradicinina, a prostaglandina (**HKABP).**

(h) **Respiração -** A PA aumenta durante a maior parte da inspiração devido à
↑e no retorno venoso e na frequência cardíaca.

(i) **Digestão -** a PA aumenta durante a digestão devido ao aumento do CO até
20 mm Hg

(j) **Variação diurna -** No trabalhador diurno, durante o dia, a pressão sobe até
às 2 horas e depois desce ligeiramente. Nos trabalhadores noturnos, a TA
aumenta de manhã

FACTORES QUE MANTÊM A PRESSÃO ARTERIAL

❖   SBP - A SBP é mantida pelo débito cardíaco que, por sua vez, é mantido
por

→   Volume sanguíneo

→   Retorno venoso

→   Frequência cardíaca

→ Volume sistólico

❖ PAD - A PAD é mantida pela resistência periférica, que é mantida por

→ Elasticidade da parede arterial

→ Viscosidade do sangue

→ Velocidade do sangue

→ Lúmen da parede arterial

❖ **Manutenção da PA sistólica**
(1) Volume de sangue -

→ mais VR → mais CO

→ Mais volume de sangue

→ Aumento da policitemia
→ Diminuição da

hemorragia e da desidratação

(2) Retorno venoso - Tudo o que altere o RV, aumentando-o ou diminuindo-o, alterará o DC.
(3) Frequência Cardíaca - (Frequência do batimento cardíaco) - A alteração da FC altera o volume minuto. É o volume minuto que é responsável pela manutenção da PA.
(4) Volume sistólico - O volume sistólico depende da força de contração dos ventrículos, que depende da eficiência do miocárdio.

**** A eficiência do miocárdio depende de

→

Nutrição dos músculos cardíacos

→ S

uficiência coronária

→

O₂ alimentação

→

Comprimento inicial dos músculos ventriculares

❖ **Manutenção da PA diastólica**

A PA diastólica é mantida pela resistência periférica que é mantida por -

(1) <u>Elasticidade da parede arterial</u> -

Durante a <u>contração ventricular</u>, toda a energia transmitida ao sangue aparece como energia cinética. Uma parte dela é utilizada para esticar as paredes arteriais elásticas e é armazenada como energia potencial. Este fracionamento limita o aumento da PAS. Se a artéria for rígida, a PAS aumenta consideravelmente. A rigidez pode ocorrer na velhice devido à deposição de Ca^{++}, colesterol e ácidos gordos, dando origem à hipertensão sistólica.

Durante a <u>diástole</u>, o recuo das artérias devolve a energia potencial das paredes arteriais - isto limita a queda de pressão durante a diástole. Se as paredes arteriais forem rígidas, isto não acontece e a pressão diastólica desce.

(2) <u>Viscosidade do sangue</u> - A PA é diretamente proporcional à viscosidade do sangue corrente e a viscosidade depende do PCV. Em caso de anemia grave, a viscosidade diminui. Nos vasos as células ocupam a corrente axial e o plasma flui perifericamente e ∴ o sangue ao lado dos vasos tem menor viscosidade. Quando os vasos se ramificam em ângulo reto, este plasma livre de células passa com os ramos - ocorre uma espécie de "desnatação do plasma" e o PCV do sangue capilar é 25% inferior ao do sangue arterial.

(3) <u>Velocidade do sangue</u> - O fluido que flui rapidamente através de um tubo terá de enfrentar maior resistência. Assim, a pressão é elevada na aorta devido à maior velocidade e baixa nos capilares devido à baixa velocidade.

(4) <u>Lúmen das arteríolas</u> - As arteríolas são de tipo muscular e mantêm um lúmen regulável. Quando o lúmen é contraído pela contração do músculo, é estreitado, oferecendo resistência ao fluxo de sangue. O lúmen das arteríolas está sob o controlo dos nervos vasomotores sob a influência dos centros vasomotores, ou seja, do sistema vasomotor.

**** A <u>organização do sistema vasomotor</u> para o controlo da PA consiste em

(a) Centros vasomotores superiores - centros corticais, hipotalâmicos e medulares

(b) Centros vasomotores espinhais

(c) Nervos vasomotores periféricos - (i) nervo vasoconstritor

(ii) nervo vasodilatador

(d) Substâncias que actuam diretamente nos vasos sanguíneos

(i) dilatadores → H^+ iões, histamina, acetilcolina

(ii) constritores → Noradrenalina, Vasopressina, Angiotensina II, Factores renais

❖ Centros vasomotores superiores

(1) VMC cortical - Área 13 no lobo frontal supraorbital

- Córtex pré-motor (a estimulação provoca vasoconstrição).

(2) VMC hipotalâmico -

⊠⊠→ Vasoconstrição anterior e FC ↑estimulada (efeito simpático)

** Média → HR ↓es (efeito parassimpático)

** Posterior → HR ↑es e vasoconstrição (efeito simpático)

(3) VMC medular - (a) Núcleo do trato solitário (NTS) - área sensorial A2

(b) Núcleo motor dorsal do nervo vago (DMN)

(c) Núcleo ambíguo (NA)

(d) Medula ventrolateral rostral (RVLM) - área C1

(e) Medula ventrolateral caudal (CVLM) - área A1

** Quando a PA é ↑ed → NTS é estimulado. Este, por sua vez, estimula (b) e (c) para ↑e o tónus vagal e (e) para inibir (d) para ↓e o tónus simpático → A PA é ↓ed

** Quando a PA é ↓ed → os quimiorreceptores são estimulados → isto estimula o centro respiratório → que estimula o VMC → a PA ↑es

❖ Centros vasomotores espinhais (na coluna cinzenta lateral da medula espinhal)

❖ Nervos Vasomotores Periféricos -

(a) Vasoconstritores, simpáticos da região toraco-lombar da medula espinal

(b) Vasodilatadores → (i) Parassimpático dos IIIrd , VIIth , IXth , X[th] nervos cranianos

→ (ii)

Vasodilatadores simpáticos → para os músculos esqueléticos → surgem no córtex → Hipotálamo → Medula → 💣☀♏♎◆●♋ espinal

→ (iii)

<u>Vasodilatação antidrómica</u> ☐ Quando há irritação por picada de inseto ou comichão → há hiperemia devido ao impulso antidrómico. Quando há comichão ou mordedura de inseto, a sensação cutânea é transmitida através da aferente para o gânglio da raiz posterior e depois para a medula espinal → este é o impulso drómico. Mas o reflexo antidrómico serve o <u>Reflexo Axonal</u> responsável pela vasodilatação.

❖ Substância que actua diretamente sobre os vasos sanguíneos.

→ Autonomia Miogénica Intrínseca (IMA)

◆ Dilatadores ☐ Histamina, acetilcolina ◆ Constritores → Noradrenalina, Vasopressina (hormona antidiurética), Fator renal, Angiotensina II

REGULAÇÃO DA TENSÃO ARTERIAL

◆ Quando uma pessoa tem uma hemorragia grave que provoca uma descida súbita da pressão, o sistema de controlo da pressão confronta-se imediatamente com dois problemas

(A) Fazer com que <u>a pressão arterial volte imediatamente</u> a um nível suficientemente elevado para que a pessoa possa sobreviver ao episódio de hemorragia aguda.

(B) Fazer <u>regressar o volume sanguíneo</u>, eventualmente, ao seu nível normal, de modo a que o sistema circulatório possa restabelecer totalmente a normalidade, incluindo o regresso da pressão arterial ao seu valor normal.

** Portanto, 2 problemas caracterizam os 2 principais tipos de sistemas de controlo da pressão arterial no corpo.

(1) Um sistema de mecanismo de controlo da pressão de ação rápida (RANPCM)

(2) Um sistema de controlo a longo prazo do nível básico de pressão arterial (RBFPCM)

(I) <u>Mecanismo de pressão neural de ação rápida (RANPCM)</u>

71

♦ Este mecanismo torna-se totalmente ativo no espaço de um minuto através dos seguintes reflexos --

-- **(1)** <u>Mecanismo de feedback dos barorreceptores</u> -- (ensinado nos CAPÍTULOS anteriores)

Pontos importantes a acrescentar :

♦ Os barorreceptores <u>do seio carotídeo</u> não são estimulados de todo pela pressão entre 0 e 60 mm Hg; mas acima de 60 mm Hg, respondem progressivamente e atingem o máximo a cerca de 180 mm Hg.

♦ Os barorreceptores <u>aórticos</u> respondem, em geral, a um nível de pressão de cerca de 30 mm Hg e superior ao dos receptores do seio carotídeo, ou seja, 90 a 210 mm Hg.

♦ Os barorreceptores <u>respondem de forma extremamente rápida</u> às alterações da pressão arterial. O número de impulsos aumenta mesmo durante a sístole e diminui durante a diástole.

♦ Os barorreceptores respondem muito mais a uma <u>pressão que muda rapidamente</u> do que a uma pressão estacionária.

♦ O sistema de controlo dos barorreceptores <u>não tem importância</u> na regulação da pressão arterial a longo prazo, uma vez que <u>se adaptam</u> em um a três dias ao nível de pressão a que estão expostos.

-- **(2)** <u>Mecanismo quimiorrecetor</u> -- (ensinado em CAPÍTULOS anteriores)

Pontos importantes a acrescentar :

♦ Não é um controlador de pressão potente num intervalo de pressão arterial normal porque não responde fortemente até a pressão arterial descer abaixo dos 80 mmHg.

♦ Os corpos carotídeo e aórtico são estimulados antes de o seio carotídeo não dar resposta (60 mm Hg).

-- **(3)** <u>Resposta isquémica do SNC e Reação de Cushing</u> -- (ensinadas em CAPÍTULOS anteriores)

Pontos importantes a acrescentar:

♦ Pode elevar a pressão arterial média até 10 minutos, por vezes até 270 mm Hg.

♦ A vasoconstrição simpática é tão grande que alguns dos vasos periféricos ficam totalmente ocluídos. O rim pode cessar completamente a formação de urina.

◆ Só se torna muito ativa quando a pressão arterial desce abaixo dos 50 mm Hg, atingindo o seu maior grau de estimulação a uma pressão de 15 - 20 mm Hg.

→ Por conseguinte, não se destina a regular a PA normal. Funciona como um sistema de controlo de emergência da pressão arterial que actua de forma rápida e extrema para evitar que a PA continue a descer até ao nível letal. Por isso, é também designado por **"Last ditch stand"**.

(II) <u>Controlo a longo prazo do nível básico de pressão arterial (RBFPCM)</u> <u>(Mecanismo de controlo da pressão do fluido corporal renal)</u> -
A regulação nervosa da PA perde o seu poder de controlo após algumas horas ou alguns dias, porque os receptores <u>se</u> "<u>adaptam</u>". Em vez disso, a regulação a longo prazo é feita principalmente por um <u>mecanismo de controlo dos fluidos</u> <u>corporais e renais</u>. Este envolve o controlo do volume sanguíneo com os seus consequentes efeitos na pressão arterial e parte deste mecanismo envolve o controlo da função renal pela renina, angiotensina e aldosterona. Este mecanismo torna-se totalmente ativo no espaço de 30 minutos a várias horas após a descida da PA.

<u>-- Papel do rim na regulação do volume sanguíneo.</u>
◆ Quando a pressão arterial desce, esta queda de pressão provoca a retenção de líquidos pelos rins e, por conseguinte, o volume de sangue aumenta.
☐ O valor especial deste mecanismo é o facto de não parar de aumentar o volume de sangue até que a pressão volte a subir até ao valor normal.
◆ O aumento da pressão arterial aumenta consideravelmente a taxa de excreção de sal e água pelos rins. Isto diminui o volume sanguíneo e, em última análise, a tensão arterial.

<u>-- Os factores que aumentam a </u>eficácia do sistema de controlo da pressão do fluido corporal renal são
      (a) Sistema Renina - Angiotensina
      (b) Sistema de aldosterona
      (c) Vasopressina (ADH)

-- O aumento da ingestão de líquidos, bem como o aumento da PA, provoca uma diminuição da secreção de -
      (a) Renina pelos rins
      (b) Aldosterona pelo córtex suprarrenal

(c) ADH da glândula pituitária para os rins

-- Todos estes factores aumentam o débito renal e diminuem o volume sanguíneo, pelo que a tensão arterial também diminui.

-- Papel da Renina-Angiotensina-Aldosterona no controlo a longo prazo da pressão arterial

♦ Quando a tensão arterial desce, o fluxo sanguíneo para o rim diminui. A renina é segregada pelo rim isquémico. A renina actua sobre a proteína plasmática (alfa globulina) para formar a Angiotensina I inativa. Esta interage com a enzima plasmática para formar a Angiotensina II, que provoca uma vasoconstrição generalizada em todo o corpo, com o consequente grande aumento da resistência periférica total.

♦ A formação de Angiotensina II afecta o córtex suprarrenal, provocando um aumento da secreção de Aldosterona que, por sua vez, faz com que os rins retenham sal e água e, consequentemente, aumentem o volume sanguíneo, o DC e a pressão arterial.

♦ A Angiotensina II actua também diretamente sobre os rins, provocando a retenção de sal e de água.

-- Papel da vasopressina (ADH) -

Quando a tensão arterial baixa, o hipotálamo segrega grandes quantidades de vasopressina através da hipófise posterior que, por sua vez, tem um efeito vasoconstritor direto nos vasos sanguíneos. Nos rins, provoca uma diminuição da excreção de água, o que faz aumentar o volume sanguíneo, o DC e a TA.

****

CIRCULAÇÃO CORONÁRIA

♦ O coração alimenta-se do sangue que flui através das artérias coronárias, que são os primeiros ramos da aorta que surgem logo após as válvulas aórticas. São em número de 2 - artérias coronárias direita e esquerda.

♦ Circulação coronária equilibrada (em 30% dos indivíduos)

- Suprimento da artéria coronária direita - ventrículo direito e ½ inter posterior

septo ventricular

- A artéria coronária esquerda alimenta o ventrículo esquerdo e a metade anterior do interstício.

septo ventricular

- Estes indivíduos raramente sofrem de quaisquer perigos resultantes de uma

Infarto.

♦ Preponderância da artéria coronária esquerda (em 20% dos indivíduos)

- A artéria coronária esquerda alimenta o ventrículo esquerdo, todo o septo intraventricular e a parte anterior do ventrículo direito. Estes indivíduos são vulneráveis a efeitos adversos de enfarte do miocárdio.

♦ Preponderância da artéria coronária direita (em 50% dos indivíduos)

- A Artéria Coronária Direita supre o ventrículo direito, todo o septo intraventricular e as partes posteriores do ventrículo esquerdo. Estes indivíduos sofrem menos de enfarte do miocárdio do que os indivíduos com preponderância da artéria coronária esquerda, mas mais do que os indivíduos com preponderância equilibrada.

Fase	Pressão intraluminal (Pr. aórtica = Pr. artéria coronária)	Pressão intramuros (sobre os ramos das artérias coronárias)		Diferença entre a pressão intraluminal e a pressão intramural (gradiente de pressão)	
	Aorta (MAP)	Ventrículo esquerdo	Ventrículo direito	Ventrículo esquerdo	Ventrículo direito
Sístole	120 mm Hg	121 mm Hg	30 mm Hg	-1 mm Hg	+90 mm Hg
Diástole	80 mm Hg	0 mm Hg	0 mm Hg	+80 mm Hg	+ 80 mm Hg

◆ Durante a sístole - o ventrículo esquerdo é o mais afetado devido à compressão dos seus músculos

em 121 mm Hg.

◆ Fluxo sanguíneo coronário - em repouso 200 ml/min, ou seja, 4% de CO
- durante o exercício 2L/min. para todo o coração

◆ Papel das correntes parasitas - mantém a válvula aórtica afastada dos orifícios do

artéria coronária.

Fluxo Fásico de Sangue na Circulação Coronária

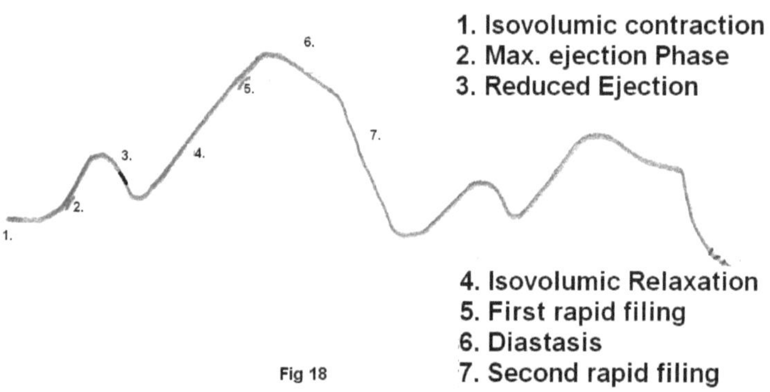

(1) Fase de contração isovolumétrica - Não há ejeção ventricular → a pressão aórtica média é mínima → o fluxo sanguíneo coronário é nulo devido a uma maior pressão intramural.

(2) Fase de ejeção máxima - a PAM aumenta gradualmente mas o coração contrai-se criando pressão intramural → fluxo aumenta pouco devido apenas ao ↑e na PAM

(3) Fase de ejeção reduzida - a PAM diminui → ventrículo continua a contrair-se → fluxo volta a diminuir devido à ↓e na PAM

(4) Fase de relaxamento isovolumétrico - a PAM é razoavelmente elevada, mas o ventrículo relaxa, diminuindo assim a pressão intramural → o fluxo sanguíneo coronário aumenta

(5) 1st Fase de enchimento rápido - As aurículas e o ventrículo relaxam (a pressão intramural é quase nula) → A PAM ainda é razoavelmente elevada → O fluxo sanguíneo aumenta

(6) <u>Diástase</u> - As aurículas e o ventrículo relaxam → mas a PAM desce gradualmente → pelo que o fluxo sanguíneo começa a diminuir

(7) <u>2nd Fase de enchimento rápido</u> - Os ventrículos relaxam, mas os átrios contraem-se, criando uma pressão intramural □. Há uma maior diminuição do fluxo sanguíneo.

❖ **Factores que influenciam a circulação coronária (Regulação do fluxo sanguíneo coronário)**

<u>I. Mecanismo de regulação do fluxo sanguíneo local</u> --

♦ O_2 procura é um fator importante na regulação do fluxo sanguíneo local.

♦ O fluxo sanguíneo aumenta de forma diretamente proporcional ao consumo metabólico de O_2

♦ Em <u>hipoxia absoluta,</u> os músculos do coração -

(1) liberta o HKABP e a prostaglandina →✍ Estas substâncias dilatam os vasos sanguíneos

(2) Os músculos arteriolares também recebem menos O_2 □, pelo que também se dilatam.

♦ Quando o fluxo sanguíneo coronário não consegue (hipoxia relativa) aumentar proporcionalmente à procura de O_2 → Ocorre isquémia relativa, o que provoca dor nos músculos cardíacos - é a chamada angina de peito, em que o fator P de Lewis é libertado e provoca dor subesternal no peito

♦ Este fator P de Lewis só é lavado quando o fornecimento de sangue é restabelecido, como no repouso.

□ Se a isquémia do miocárdio for grave → Infarto do miocárdio

□ Nitrato, Nitroglicerina → que dá alívio imediato da dor por venodilatação e, portanto, ↓e em VR e ↓e no trabalho feito pelo coração na velhice.

♦ Na velhice, as artérias podem não se dilatar devido à aterosclerose. É a venodilatação que é mais importante para reduzir o trabalho do coração e, por conseguinte, a utilização de O_2 em repouso.

<u>II. Controlo Nervoso do Fluxo Sanguíneo Coronário</u> --

♦ (1) **Efeito direto** -

** O fornecimento parassimpático (estimulação vagal) ao ventrículo é menor, pelo que a estimulação vagal tem um efeito negligenciável.

** Estimulação Simpática -

(a) estimula os receptores alfa (α) - vasoconstrição no epicárdio.

(b) Estimula os receptores β_2 no músculo contraído (intramuscular) - vasodilatação no miocárdio.

♦ (2) **Efeito indireto** (mais importante) - De alterações secundárias no fluxo sanguíneo coronário devido à atividade cardíaca.

(a) Estimulação simpática - α e β_1 são estimulados → FC e força de contração ↑es → por LBFRM → HKABP ↑es → vasodilatação

(b) Estimulação Vagal → desacelera a FC e a força de contração → ❽♏♎ metabolismo e consumo de O_2 e, portanto, constrição dos vasos coronários.

CAPÍTULO N.º 13

CIRCULAÇÃO CAPILAR

- Características especiais
- Filtragem
- Regulamento

I. Características especiais -

♦ (1) Área de superfície → Leito capilar total de 6000 m2 no corpo

♦ (2) Diâmetro → 6 - 10 μ apenas suficiente para permitir a passagem de hemácias (7 μ)

♦ (3) Volume de sangue → 60 - 100 ml durante o repouso

♦ (4) Fluxo de sangue → 0,6 - 1 mm/seg.

♦ (5) Gradiente de pressão → extremidade arterial 36 mmHg

extremidade venosa 16 mmHg

Assim, o sangue flui da extremidade arterial para a extremidade venosa.

II. Regulação do fluxo sanguíneo através dos capilares --

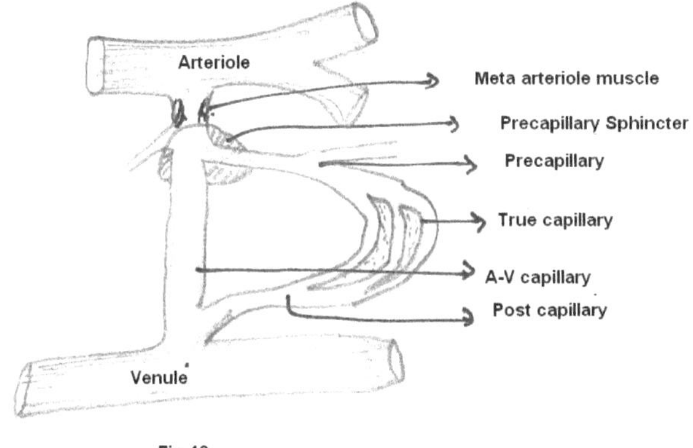

Fig 19

♦ As arteríolas dividem-se em pequenos vasos com paredes musculares chamados meta-arteríolas e estes, por sua vez, alimentam os capilares.

♦ Algumas meta-arteríolas estão ligadas diretamente a uma vénula pelos vasos da via **capilar AV.**

♦ Os capilares verdadeiros estão numa rede de anastomoses de ramos laterais destes capilares AV.

♦ As aberturas dos capilares verdadeiros (os pré-capilares) são rodeadas a montante por músculos minúsculos - os **esfíncteres pré-capilares**.

♦ As meta-arteríolas (com músculos) e as pré-capilares (com parede muscular típica) estão sob controlo nervoso. <u>A estimulação das fibras simpáticas provoca a constrição destes vasos e a redução do fluxo através dos capilares verdadeiros.</u>

♦ No tecido em repouso, a maioria dos capilares está colapsada e o sangue flui maioritariamente através do capilar AV da arteríola para a vénula.

♦ Nos tecidos activos, as meta-arteríolas e o esfíncter pré-capilar dilatam-se devido aos vasodilatadores metabólicos formados nos tecidos -

H → Hipóxia, hipercapnia, H^+, temperatura elevada, substância "H" no tecido lesionado

K → Ião de potássio

A → Adenosina - apenas no músculo cardíaco e não no músculo esquelético

B → Bradicinina

P → Prostaglandina

→ Devido a estas substâncias, o fluxo de sangue ↑escoa através dos capilares e estas substâncias são lavadas pelo sangue → Isto faz com que o fluxo diminua devido à constrição do esfíncter pré-capilar → À medida que o HKABP se acumula novamente e o fluxo de sangue aumenta novamente. Assim, há um fluxo sanguíneo intermitente através dos capilares.

♦ **Pressão crítica de fecho** → Quando a pressão no pequeno vaso é reduzida, atinge-se um ponto em que não há fluxo de sangue, embora a pressão não seja zero - esta pressão é conhecida como pressão crítica de fecho. Depende de - (a) ↓e na pressão intraluminal e

(b) ↑e na pressão tecidual sobre o vaso (pressão intramural).

EFEITOS VASCULARES NA COR E TEMPERATURA DA PELE

(A) <u>Cor da pele</u> --

♦ A cor da pele depende do calibre dos capilares superficiais. Quando estes se dilatam - ocorre um fluxo sanguíneo considerável através deles - a cor da pele torna-se VERMELHA.

♦ Quando o sangue fica estagnado nos capilares relaxados, a OxyHb sofre uma redução extensa e, por isso, a pele fica AZUL. Este estado é designado por cianose e só se verifica quando a quantidade de hemoglobina reduzida é igual ou superior a 5 gm por 100 ml de sangue.

♦ Quando os capilares estão contraídos, a pele fica pálida devido à menor quantidade de sangue que flui através deles.

(B) <u>Temperatura da pele</u> --

♦ A temperatura da pele depende da quantidade de sangue que a atravessa e que, por sua vez, depende do calibre das arteríolas.

Arteríolas	Capilares	Efeito na pele
Descontraído	Descontraído	Vermelho quente
Constrangido	Descontraído	Vermelho frio
Descontraído	Constrangido	Pálido quente
Constrangido	Constrangido	Pálido e frio

RESPOSTA VASCULAR AO TRAUMATISMO CUTÂNEO

♦ Lewis (1927) descreveu a "Resposta Tripla" ao traumatismo cutâneo.
♦ Um golpe firme e forte na pele evoca 3 respostas -

(A) <u>Reação vermelha</u> □ Dilatação do esfíncter pré-capilar. Diretamente devido à presença de histamina libertada pela pele danificada. Não é mediada por nervos, uma vez que a anestesia local da pele não impede a reação vermelha.

(B) <u>Flare</u> → Devido à dilatação das arteríolas e dos esfíncteres pré-capilares. Provoca uma área eritematosa irregular em redor da linha vermelha. A pele sobrejacente está quente. É mediada por nervos - mas não envolve a ligação ao SNC.

♦ A resposta da dilatação da arteríola é mediada por uma ramificação do axónio terminal - o reflexo axonal.

AXON REFLEX

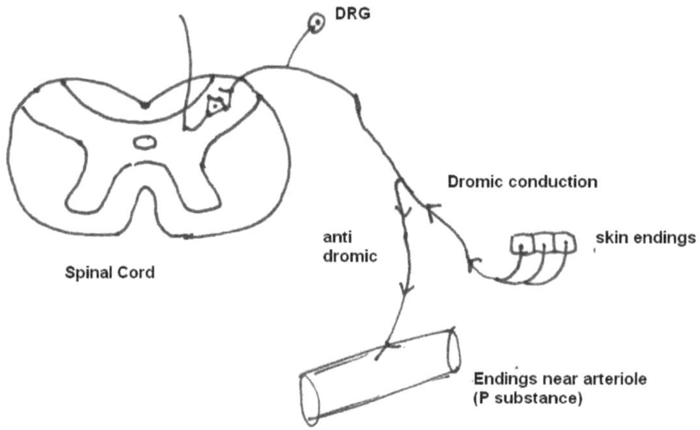

O reflexo axonal é uma resposta em que os impulsos iniciados no nervo sensorial pela lesão são retransmitidos antidromicamente para as arteríolas. O transmissor que é libertado na terminação destes nervos é a substância P, que dilata as arteríolas - a anestesia local abole esta reação.

(C) <u>Wheal</u> → Desenvolve-se um aspeto semelhante a uma bolha que se espalha a partir das margens da linha vermelha na área da erupção. Isto deve-se ao <u>aumento da permeabilidade capilar</u> devido à lesão do tecido que liberta histamina localmente. A bradicinina também é libertada em resposta à lesão.

♦ A injeção intradérmica de histamina também pode estimular a resposta tripla. É conhecida como **REACÇÃO DE HISTAMINA**.

** <u>Reação branca</u> → Quando um objeto pontiagudo é desenhado **ligeiramente** sobre a pele, a linha do traço torna-se pálida devido à contração dos esfíncteres pré-capilares. Quando a pele é acariciada com firmeza, em vez de uma reação branca, há uma vermelhidão no local. A reação vermelha deve-se à libertação de histamina.

TRABALHO EFECTUADO PELO CORAÇÃO
Trabalho realizado em cada batimento por cada ventrículo
(W) = QR (energia potencial) + $mv^2/2g$ (energia cinética)
Em que W = trabalho efectuado em gm.m. por batimento

Q = Volume sistólico em ml

v = velocidade do fluxo sanguíneo

R = pressão aórtica média em mm Hg.

g = gravidade

m = volume sistólico

13,6 = gravidade específica do mercúrio

Para uma pequena potência, a energia cinética $mv^2/2g$ é desprezável e, por conseguinte

W = Volume sistólico X pressão aórtica média.

Trabalho realizado pelo ventrículo esquerdo W = 70 x 0,1 x 13,6 = 95 gm m/batimento

Trabalho efectuado pelo ventrículo direito W = 70 x 0,02 x 13,6 = 19 gm m/batimento ➜ Este é o 1/5th do trabalho efectuado pelo ventrículo esquerdo.

**Tempo de Circulação: Tempo levado pelo sangue de um ponto ao outro outro ponto fixo na árvore de circulação.

**Tempo total de circulação: veia jugular a veia jugular 22 segundos.

** Tempo de circulação parcial: Tempo do braço à língua 8 - 10 segundos

Método de cálculo do tempo de circulação parcial

A decolina a 2%, 5 ml, é injectada IV na veia anticubital. Desde o momento da injeção até ao aparecimento do amargo na língua, mede-se o tempo de circulação do braço para a língua.

* O tempo de circulação é aumentado em --
(a) falha de baixo rendimento,
(b) mixoedema,
(c) choque,
(d) exposição a uma pressão barométrica elevada.

* O tempo de circulação é reduzido em --
(a) falha de alto rendimento,
(b) Tireotoxicose,
(c) anemia,
(d) exposição a uma pressão barométrica baixa.

****

CAPÍTULO N.º 14

CHOQUE

Definição - O choque resulta de uma disparidade entre o volume de sangue e a capacidade de volume do sistema vascular.

    - Pode haver...

        (a) aumento do volume sanguíneo ou

        (b) Um aumento da capacidade de volume do sistema vascular

ou

        (c) a combinação de ambos.

Tipos de choque

(1) Choque hipovolumétrico em que há perda de plasma ou de sangue.

(2) Choque cardiogénico em que a ação de bombeamento do coração falha.

(3) Choque de baixa resistência em que ocorre uma vasodilatação profunda em todo o corpo.

(I) CHOQUE HIPOVOLUMÉTRICO (CHOQUE PELO FRIO)

(A) <u>Choque hemorrágico</u> - o volume sanguíneo está diminuído → o retorno venoso está diminuído → o CO está diminuído → finalmente a PA desce.

    ♦ Se a PA descer abaixo da pressão osmótica, o fluido dos tecidos entra nos capilares → ocorre hemodiluição.

(B) <u>Choque traumático</u> - lesão dos tecidos (músculo e osso) + hemorragia → ●♓♌♏□♦♋←↖□ ♎♏ mioglobina, que se precipita nos túbulos renais □, danificando o rim (conhecido como síndrome de esmagamento)

(C) <u>Desidratação e choque por queimadura</u> - há perda de plasma na queimadura e de fluidos corporais na desidratação → A desidratação pode dever-se a vómitos e diarreia graves → ♒♒♒↑ perda apenas de fluidos corporais e não de sangue → o que leva a hemoconcentração com aumento do PCV

    ♦ A pele fica fria devido à diminuição da quantidade de sangue nas arteríolas e, por isso, esta condição também é designada por **choque pelo frio**.

(II) CHOQUE CARDIOGÉNICO

Queda do DC devido a doenças cardíacas → os pulmões e as vísceras estão congestionados com sangue → por isso é conhecido como choque congestionado.

♦ Exemplo → No enfarte do miocárdio → Reflexo BJ devido à libertação de serotonina do enfarte → Diminuição da FC → 👎⊰○⊰■◆⊰⇐↖□ do DC → Diminuição da PA → Choque.

(III) CHOQUE DE BAIXA RESISTÊNCIA (CHOQUE QUENTE)

♦ É também designado por choque neurogénico

(A) <u>Choque emocional</u> - medo e tristeza → diminuição da FC e vasodilatação → queda da PA.

(B) <u>Choque anafilático</u> - reação alérgica → libertação de histamina → vasodilatação generalizada das arteríolas → queda da PA.

(C) <u>Choque neurogénico</u> - devido a queimadura, o estado é designado por choque de queimadura e, devido a dor, é designado por choque de dor → em ambos os estados, há dor intensa → vasodilatação e abrandamento cardíaco → A tensão arterial diminui.

Tratamento de choque -

(1) Choque hemorrágico - transfusão de sangue rápida e precoce

(2) Choque por desidratação - fluido intravenoso ou plasma intravenoso se houver perda de plasma no sangue

(3) Choque anafilático - injeção de epinefrina → vasoconstrição → PA ↓es

(4) A elevação do pé da cama (6" - 12") é útil em todos os choques.

(5) Não devem ser administrados **sedativos**, uma vez que inibem a MCV.

****

CAPÍTULO N.º 15
HIPERTENSÃO

Definição - Elevação sustentada da pressão arterial sistémica superior a 160/100 mmHg.

Clinicamente 2 tipos principais - (1) Hipertensão primária ou essencial

(2) Hipertensão secundária

(1) HIPERTENSÃO PRIMÁRIA OU ESSENCIAL

- Em 90% dos casos, a causa não é conhecida.

- Na fase inicial, a PA é de 210/110 mmHg → Flutuações → normal durante o sono → exagera durante a excitação ou o stress do frio.

- Mais tarde, a tensão arterial mantém-se num nível elevado.

- Espasmo das arteríolas devido ao excesso de atividade simpática → **estreitamento orgânico** dos vasos sanguíneos (as alterações renais aparecem devido ao estreitamento dos vasos sanguíneos) → PR está aumentada → DBP ↑es.

- O trabalho efectuado pelo coração é aumentado → ocorre uma hipertrofia compensatória.

- A morte pode ocorrer devido a insuficiência renal ou cardíaca no prazo de 20 anos.

(2) HIPERTENSÃO SECUNDÁRIA

(A) Feocromocitoma - tumores da medula suprarrenal.

- A medula adrenal secreta grande quantidade de noradrenalina que é responsável pela HT por ↑e na FC e ↑e na vasoconstrição.

(B) Isquémia renal - liberta renina da JGA do rim.

- A renina inicia a formação de angiotensina I e depois de angiotensina II → vasoespasmo (DBP ↑es) e libertação de aldosterona do córtex suprarrenal → sal é retido → volume sanguíneo ↑es → SBP ↑es.

(C) Doenças endócrinas -

    - (1) Síndrome de Cushing, ou seja, produção excessiva de cortisol

    - (2) Síndrome de Conn, ou seja, produção excessiva de aldosterona

- Ambos ↑es do volume sanguíneo devido à retenção do ião Na+ e da água - SBP ↑es.

TRATAMENTO DA HIPERTENSÃO

(A) Medicamentos hipotensores -

(1) Medicamentos bloqueadores dos gânglios - Hexametónio
- Interrompe via nervosa vasoconstritora → Tónus arterial ↓es → vasodilatação → RV ↓es → CO ↓es → PA ↓es.

(2) Reserpina - alcaloide de Rouwolfia
- Reduz o tónus vasoconstritor simpático ao deprimir o centro cardíaco hipotalâmico.
- Também inibe a secreção de epinefrina da medula suprarrenal.

(C) Shavasana - Reduz a atividade excessiva do simpático e permite que o parassimpático domine, reduzindo o stress mental e físico.

****

REFERÊNCIAS

1) Textbook of Medical Physiology: Guyton & Hall

2) Revisão de Fisiologia Médica: William F. Ganong

3) Fisiologia Aplicada de Samson Wrights: Cyril A. Keele, Eric Neil

4) Physiological Basis of Medical Physiology (Bases Fisiológicas da Fisiologia Médica): Best & Taylor

5) Compreender a fisiologia médica: R.L.Bijlani

6) Fisiologia Médica Concisa: Chaudhuri

7) Fisiologia Humana Moderna: Ghosh, Chakraborty, Sahana

8) Livro de texto de fisiologia prática G.K.Pal

9) Short Textbook of Physiology K.C. Mathur

10) Fundamentos de Fisiologia Médica Sembulingam

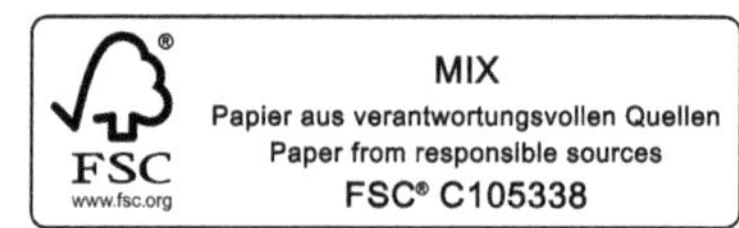

Printed by Books on Demand GmbH, Norderstedt / Germany